AF756849

Orthopädische Krankheiten

Ein Kompendium

von

Horst-Joachim Haike

1974

Walter de Gruyter · Berlin · New York

SAMMLUNG GÖSCHEN 8006

Prof. Dr. *Horst-Joachim Haike*
Ärztlicher Direktor und Chefarzt
der Orthopädischen Abteilung
der Krankenanstalten des Kreises Lippe
Krankenhaus Detmold

© Copyright 1974 by Walter de Gruyter & Co., vormals G. J. Göschen'sche Verlagshandlung, J. Guttentag, Verlagsbuchhandlung, Georg Reimer, Karl J. Trübner, Veit & Comp., 1 Berlin 30 — Alle Rechte, insbesondere das Recht der Vervielfältigung und Verbreitung sowie der Übersetzung, vorbehalten. Kein Teil des Werkes darf in irgendeiner Form, (durch Fotokopie, Mikrofilm oder ein anderes Verfahren) ohne schriftliche Genehmigung des Verlages reproduziert oder unter Verwendung elektronischer Systeme verarbeitet, vervielfältigt oder verbreitet werden — Printed in Germany — Satz und Druck: Max Schönherr KG, 1 Berlin 51 — Buchbinder: Wübben & Co., 1 Berlin 42

ISBN 3 11 004278 9

Vorwort

Dieses Kompendium der Orthopädie soll eine Kurzfassung der orthopädischen Erkrankungen und der Randgebiete geben, wie sie der Student und junge Kollege jederzeit gebrauchen kann. Die Gliederung ist alphabetisch, eine gute Übersichtlichkeit wird in den Vordergrund gestellt. Die orthopädische Technik, die Krankengymnastik und die Beschäftigungstherapie werden in gesonderten Bänden abgehandelt.

Detmold, Januar 1974 *H.-J. Haike*

Inhalt

Abt-Letterer-Siwe'sche Erkrankung

Ätiologie und Pathogenese:
Lipoidfreie Reticuloendotheliose. Virusinfektion wird diskutiert.

Klinisches Bild:
Fast immer Kinder bis zum 2. Lebensjahr. Charakteristika sind akuter Beginn mit Fieber, allgemeine Lymphknotenvergrößerungen Hepato-Splenomegalie, Blutungen, fortschreitende Anaemie, Granulombildungen, Lungenherde, oft auch Knochenherde. Der Verlauf ist rasch und infaust.

Orthopädischer Röntgenbefund:
Größere und kleinere cystische Aufhellungen im Skelett.

Behandlung:
Probepunktion. Probeexzision. Röntgenbestrahlung und Antibiotika sollen eine Besserung erzielt haben.

Achillessehnenruptur

Ätiologie und Pathogenese:
Degenerative Veränderungen der Sehne. Frontalsturz beim Skisport mit gestrecktem Kniegelenk und Blockierung der Sicherheitsbindung. Seilspringen. Sprung von der Leiter oder andere Sprungübungen. Lokale Verletzung durch Tritt beim Fußball und andere traumatische Ursachen.

Klinisches Bild:
Palpable und sichtbare Delle im Bereich der Achillessehne. Functio laesa für Fußsenkung gegen die Schwerkraft oder gegen Widerstand. Zehenstand nicht möglich. Anfangs starke Schmerzen.

Orthopädischer Röntgenbefund:

Weichteilaufnahme der Achillessehne zeigt teilweise die Rißstelle.

Differentialdiagnose:

Bänderrisse im Bereich der Sprunggelenke. Knöchelfrakturen.

Behandlung:

Operation mit Sehnennaht und Plastik aus dem Tensor fasciae latae oder Coriumlappen. Ober-Unterschenkelgips mit Kniebeugung und Spitzfußstellung für ca. 4 Wochen. Dann Unterschenkelgips für 2 Wochen. Anschließend Krankengymnastik, Standradfahren, Bewegungsbäder und Absatzerhöhung um 2 cm für ca. 2 Monate.

Addison

(Addison'sche Krankheit)

Ätiologie und Pathogenese:

Nebennierenatrophie.

Klinisches Bild:

Hypercalcaemie, Hypercalciurie, Nephrocalcinose, Hyposthenurie. Vermehrte Calciumresorption aus dem Skelett. Verknöcherungen im bradytrophen Gewebe (z. B. Ohrmuschel).

Behandlung:

Symptomatisch.

Akrocephalosyndaktylie

Ätiologie und Pathogenese:

Erbleiden. Hypoplasie der Schädelbasis mit Turmschädelbildung.

Klinisches Bild:

Turmartiger Schädel. Papageienschnabelnase. Exophthalmus. Vergrößerter Augenabstand. Strabismus. Zahnanomalien. Syndaktylien. Polydaktylien. Debilität. Bewegungseinschränkung der großen Gelenke. Hüftluxation. Fußdeformitäten. Herzfehler.

Behandlung:

Keine.

Akroosteolyse

(Familiäre Osteolyse)

Ätiologie und Pathogenese:

Dominantes Erbleiden.

Klinisches Bild:

Männer häufiger betroffen. Tritt mit ca. 20 Jahren auf, aber auch schon in der Kindheit. Beginn meistens mit rezidivierender Geschwulstbildung an Fingern und Zehen durch trophische Störung sowie der Empfindung für Temperatur und Schmerz. Meistens kommt es zur Defektheilung. Weitere Lokalisationen sind Clavicula, Radius, Ulna, Humerus und Costae.

Orthopädischer Röntgenbefund:

Strukturauflockerungen der Compacta der Diaphysen der kleinen Röhrenknochen, später Osteolyse mit bleistiftartig angespitztem Aussehen derselben.

Differentialdiagnose:

Lepra. Raynaud. Stoffwechselstörungen. Syringomyelie. Tabes. Traumafolge. Tumoren. Winiwarter-Bürger.

Behandlung:

Pariarterielle Sympathektomie. Röntgenbestrahlung.

Akroparaesthesie
(Digitus mortuus, Leichenfinger)

Ätiologie und Pathogenese:
Gefäßkrämpfe während hormoneller Umstellungsphasen. Während der Menarche und Menopause auftretend. Selten bei Männern.

Klinisches Bild:
Anfallweises Absterben der Finger oder Zehen durch äußere Reize (Kälte, Nikotinabusus, Aufregungen).

Differentialdiagnose:
Atherosklerose. Cervicalsyndrom. Endangiitis obliterans. Halsrippe. Raynaud.

Behandlung:
Stellatum- oder paravertebrale Injektionen. Anabole Hormone.

Amelie

Ätiologie und Pathogenese:
Keimschädigung (z. B. Thalidomid) in der Frühschwangerschaft.

Klinisches Bild:
Vollständiges Fehlen einer oder mehrerer Extremitäten.

Behandlung:
Prothesenversorgung, Krankengymnastik, Beschäftigungstherapie.

Amyotrophische Lateralsklerose
(Progressive spinale Muskelatrophie, Muskelatrophie)

Ätiologie und Pathogenese:
Die progressive spinale Muskelatrophie (PSM) und die amyotrophische Lateralsklerose (AL) sind ein Krankheitsbild, nur mit verschiedenen Verlaufsformen. Erstbeschreibung durch *Duchenne* (1849) und *Aran* (1850). Die PSM ist meistens symmetrisch mit Ganglienzellenschwund der Vorderhörner und

der motorischen Hirnnervenkerne der Medulla oblongata. Die AL zeigt nicht nur diese peripheren Prozesse, sondern auch eine Degeneration des zentralen Neurons, des Gyrus praecentralis und der Pyramidenbahn. Die Ursache ist unbekannt. Diskutiert werden hereditäre und äußere Faktoren, wie Syphilis, Poliomyelitis, Infektionskrankheiten, Vergiftungen, Stromverletzungen, Rückenmarkstraumen.

Klinisches Bild:
Meistens im 40. bis 70. Lebensjahr. Bei der PSM findet sich eine fortschreitende nukleäre Muskelatrophie mit faszikulären Zuckungen und Erlöschen der Eigenreflexe. Bei Kindern beginnt die Lähmung oft am Beckengürtel und schreitet über den Rücken zum Schultergürtel und zu den Extremitäten fort. Beim Erwachsenen dominieren oft die fibrillären Zuckungen und der Lähmungsverlauf geht vom Daumen--Kleinfingerballen zum Arm und Schultergürtel. Bei der AL haben wir dagegen ein spastisch-paralytisches Krankheitsbild mit Pyramidenbahnzeichen, ebenfalls von den kleinen Handmuskeln und stammwärts fortschreitend, selten von den Füßen ausgehend. Aber trotz erheblicher Muskelatrophien sind bei der AL die Eigenreflexe teilweise gesteigert.

Beide Erkrankungsbilder führen meistens innerhalb von 2 bis 4 Jahren zum Tode (Aspirationspneumonie, Erstickung).

Differentialdiagnose:
Encephalomyelitis. Gefäßprozesse. Hirn- und Rückenmarkstumoren. Lues. Periphere Nervenschäden. Syringomyelie.

Behandlung:
Symptomatisch.

Apophysitis calcanei
(Haglund)

Ätiologie und Pathogenese:
Wahrscheinlich durch lokale mangelhafte Gefäßanlage bedingte

aseptische Nekrose der Calcaneusapophyse. Gelegentlich auch posttraumatisch.

Klinisches Bild:

Meistens Knaben vom 6. bis 12. Lebensjahr.
Fersenschmerz bei Belastung. Lokaler Druckschmerz. Schwellneigung.

Orthopädischer Röntgenbefund:

Strukturauflockerung der Calcaneusapophyse.

Differentialdiagnose:

Bursitis achillea, Fraktur, Tumor.

Behandlung:

Unterschenkel-Fuß-Gehgips für 2 bis 4 Wochen. Zeitweise Absatzerhöhung. Einlagen. Filzstreifen in die Fersenkappe.

Arthritis
(Infektarthritis, unspezifische infektiöse Arthritis)

Ätiologie und Pathogenese:

Haematogene Gelenkerkrankung durch Mikroorganismenstreuung (z. B. Staphylokokken, Streptokokken, Pneumokokken) oder durch direktes Überwandern aus der Umgebung. Bei Befall der Wirbelsäule Spondylitis infectiosa. Nach Gelenkverletzungen, Punktionen oder Grenzstrangblockaden.

Klinisches Bild:

Synoviale, ossäre und periarticuläre Form. Fieber, Schüttelfrost, Gelenkschwellung, lokale Hitze und Rötung, Schmerzen, Bewegungseinschränkung, hohe Blutsenkung. Sekundäre Arthrose oft als Folgezustand.

Orthopädischer Röntgenbefund:
Schichtaufnahmen. Verbreiterung des röntgenologischen Gelenkspaltes durch Ergußbildung. Fleckig-wolkige Strukturauflockerungen der Meta- und Epiphysenabschnitte. Später bei Destruktion Verschmälerung des röntgenologischen Gelenkspaltes.

Differentialdiagnose:
Gelenktuberkulose. Synovialom.

Behandlung:
Punktion und frühzeitige Antibiotikagaben. Ruhigstellung. Umschläge. Salben.

Arthritis psoriatica

Ätiologie und Pathogenese:
Psoriasis. Hautveränderungen und Gelenkveränderungen treten nacheinander auf. Spondylopathie.

Klinisches Bild:
Gelenkentzündungen. Verknöcherungen und Verkalkungen der periartikulären Weichteile, insbesondere an den Sehnenansatzstellen und im Kapselbandapparat. Lokalisation sind Iliosacralgelenke, Wirbelsäule und Kniegelenke.

Orthopädischer Röntgenbefund:
Starke hyperostotische Verknöcherungen am Bandapparat der Wirbelsäule und an den Iliosacralgelenken. Exostosen an den Muskelansätzen des Beckens.

Differentialdiagnose:
Bechterew'sche Erkrankung.

Behandlung:
Cortison-Medikation. Gelenkinjektionen mit Trasylol. Antiphlogistica. Krankengymnastik.

Arthrogryposis multiplex congenita
(Puppenhafte Gliederstarre)

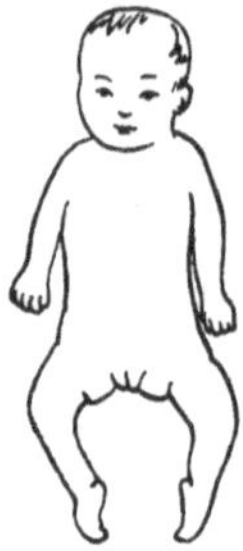

Abb. 1: Arthrogryposis multiplex congenita

Ätiologie und Pathogenese:

Angeborene Gliederstarre. Fibröse Steife der Extremitätengelenke. Frühembryonale Muskelblastemschädigung. Atrophie der Muskelfasern mit wachsartiger Degeneration.

Klinisches Bild:

Meistens symmetrischer Befall aller vier Extremitäten. Das Erscheinungsbild ist bereits bei der Geburt vorhanden (puppenartiges Aussehen). Subluxation und Luxation bei mangelhafter Entwicklung der Extremitätengelenke. Strecksteife der Knie-, Ellenbogen- und Daumengelenke. Klumpfüße. Grübchenartige Hauteinziehungen im Bereich der Extremitätengelenke.

Orthopädischer Röntgenbefund:

Mangelhafte Gelenkanlagen an den Extremitäten, Subluxation und Luxation.

Behandlung:

Lagerung, Krankengymnastik und teilweise Operationen (z. B. Achillotenotomie).

Arthropathie
(Steroid-Arthropathie)

Ätiologie und Pathogenese:
Nach längerer Cortison-Medikation partielle oder totale aseptische Nekrose (Schenkelkopf, Femurcondylen, Tibiakopf, Humeruskopf). Nach *Uehlinger* anaemische Infarkte als Ursache.

Klinisches Bild:
Belastungsschmerzen. Bewegungseinschränkungen.

Orthopädischer Röntgenbefund:
Konturunterbrechung der Corticalis der gelenkbildenden Knochen. Später Osteolyse.

Behandlung:
Alloarthroplastik, wenn nicht operationsfähig, Versorgung mit einem Apparat.

Arthropathia tabica
(Tabes dorsalis)

Ätiologie und Pathogenese:
Neuropathische Gelenkerkrankung im Spätstadium der Syphilis. 10 % aller Tabiker sind befallen.

Klinisches Bild:
Meistens Männer im mittleren Lebensalter. Gelenke der unteren Extremitäten, insbesondere Kniegelenke. Verlust der Tiefensensibilität und Schmerzlosigkeit bei erheblicher Gelenkzerstörung. Schlottergelenk. Gelenkfehlstellungen. Tabischer Plattfuß.

Orthopädischer Röntgenbefund:
Hochgradige Gelenkzerstörungen. Periostale Randwulstbildungen, auch freie Gelenkkörper, Subluxation und Luxation.

Differentialdiagnose:
Arthrosis deformans. Gelenkchondromatose.

Behandlung:
Apparatversorgung. Penicillinkur.

Aseptische Knochennekrosen (posttraumatisch)

Ätiologie und Pathogenese:
Aseptische Nekrosen nach Unfallverletzung, nach Mikrotraumen und Luxationen.

Klinisches Bild:
Zunehmende Schmerzen und Bewegungseinschränkung. Häufigste Lokalisation ist die Schenkelkopfnekrose nach Schenkelhalsfraktur. Lunatum-Malacie bei Preßluftarbeitern. Nachfolgende Arthrosis deformans.

Orthopädischer Röntgenbefund:
Aufhellungen der Knochenstruktur und fleckige Auflockerung derselben.

Behandlung:
Totalendoprothese am Hüftgelenk. Arthrodesen. Apparatversorgung.

Baastrup-Syndrom

(Baastrup'sche Pseudogelenke, Baastrup'sche Erkrankung, Kissing spines, Osteoarthrosis interspinosa)

Ätiologie und Pathogenese:
Durch Bandscheibensinterung oder starke Lordose Berührung und Neoarthrosenbildung der Dornfortsätze.

Klinisches Bild:
Kreuzschmerzen, vor allem bei Lordosierung im LWS-Bereich. Muskelverspannungen.

Orthopädischer Röntgenbefund:
Verbreiterung der benachbarten Dornfortsätze, Sklerosierung und Pseudogelenkbildung.

Differentialdiagnose:
Lumbago. Osteoporose.

Behandlung:
Bei starken Beschwerden Resektion der betroffenen Dornfortsätze.

Bandscheibenvorfall

(Discusprolaps, Ischialgie, LWS-Syndrom, Nucleusprolaps)

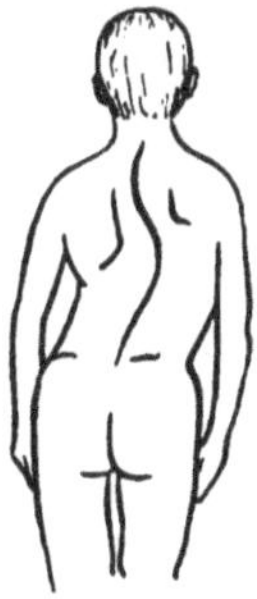

Abb. 2: Ischiatische Fehlhaltung bei Bandscheibenprolaps

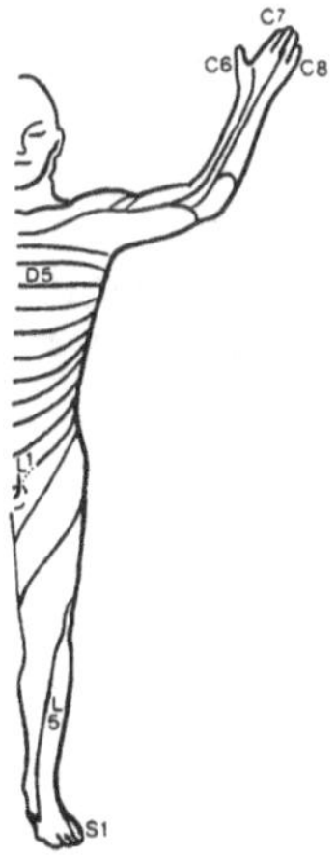

Abb. 3: Segmentschema

Ätiologie und Pathogenese:
Durch regressive Veränderungen der Bandscheibe kommt es zur Austrocknung derselben, zu Spaltbildungen im Faserring und zum Riß bei Belastung sowie zum Vorfall des Bandscheiben-

inhaltes mit Wurzelkompression. Es gibt laterale und mediane Prolapse. Auch mehrere Bandscheiben können gleichzeitig betroffen sein.

Klinisches Bild:

Häufig Männer um 30 Jahre. Stichartige Schmerzen im Rücken, die in das Bein ausstrahlen, sowie schmerzfixierte skoliotische Fehlhaltung der Wirbelsäule. Wurzelkompression mit Paraesthesien im entsprechenden Segmentbereich geben die Höhenlokalisation des Prolapses an (95 % 5. LKW und Kreuzbein = L5/S1). Motorische Schwäche im Bereich der Zehenstrecker bei L5-Kompression, und aller Plantarflektoren sowie der kleinen Glutaeen und Ausfall des ASR (Achillessehnenreflex) bei S1-Symptomatik sind richtungweisend zur Operation. Außerdem findet sich ein positives Lasègue'sches oder Bragard'sches Zeichen sowie eine brettharte Verspannung der Rückenmuskulatur.

Lasègue'sches Zeichen: Beim Anheben mit Kniestreckung des Beines bei Rückenlage stichartiger Schmerz im Verlauf des Nervus ischiadicus.

Bragard'sches Zeichen: Schmerzphänomen bei ruckartiger Dorsalflektion des Fußes bei gestreckten Knien und leichter Hüftbeugung.

Orthopädischer Röntgenbefund:

Steilstellung der Lendenwirbelsäule (Güntz'sches Zeichen), skoliotische Fehlhaltung und Starre des betroffenen Segmentes bei Funktionsaufnahmen der Wirbelsäule.

Differentialdiagnose:

Bechterew. Carcinommetastasen. Coxarthrose. Osteomyelitis. Osteoporose. Spondylitis. Tumoren.

Behandlung:

Wurzelblockaden. Praesacrale Procaininjektionen nach Pendl. Beckenextension. Stufenbettlagerung. Aushängen im Perl'schen Gerät. Schmerzstillende Medikamente und Muskelrelaxantien.

Lauwarme Umschläge. Massagen der reflektorischen Zonen. Heiße Bäder. Bei Versagen der konservativen Maßnahmen Fensterungsoperation nach Love mit vorheriger Myelographie (Dimer X) oder Discographie bzw. Ossovenographie.

Bang-Osteomyelitis
(Brucellose, Malta-Fieber)

Ätiologie und Pathogenese:

Bacterium melitense durch den Genuß von roher Milch von Schafen und Ziegen auf den Menschen übertragen. Erstbeschreibung durch den englischen Militärarzt Bruce (1887).

Klinisches Bild:

Meistens das männliche Geschlecht betroffen.
Gliederschmerzen, Fieber, erhöhte Blutsenkung, Milztumor, Leukopenie. Am häufigsten befallen sind in der Reihenfolge die Lendenwirbelsäule, Brustwirbelsäule, Halswirbelsäule, Iliosacralgelenke, Extremitätengelenke. Der Prozeß greift auf die Bandscheiben über. Komplikationen sind die Meningomyelitis und Wurzelneuritis sowie Abszeßbildungen. Ausheilung mit Blockwirbelbildung.

Orthopädischer Röntgenbefund:

Umschriebener Defekt und Zerstörung der Corticalis an der Wirbelsäule mit Einbruch in die Bandscheibe. Schichtaufnahmen sind angeraten.

Differentialdiagnose:

Bechterew. Scheuermann'sche Erkrankung, Spondylitis tbc.

Behandlung:

Die akute Form mit Antibiotika und die chronische mit Vaccine.

Bechterew
(Spondylitis ankylopoetica, Spondylarthritis ankylopoetica, Strümpell-Marie-Bechterew)

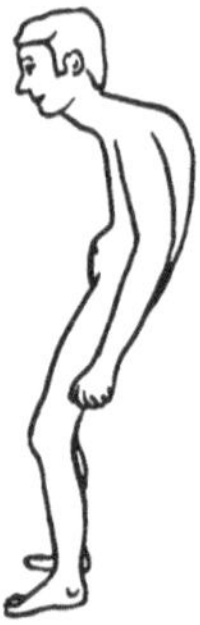

Abb. 4: Bechterew

Ätiologie und Pathogenese:
Erbliche Disposition. In Bechterew-Familien 40mal so häufiges Auftreten wie in einer normalen Bevölkerungsgruppe. Wird zum rheumatischen Formenkreis gerechnet. Langsam fortschreitende Verknöcherung des Kapselbandapparates, der Iliosacralfugen, der kleinen Wirbelgelenke, der Costovertebralgelenke, des vorderen und hinteren Längsbandes, der Hüft- und Schultergelenke. Systemerkrankung des Bindegewebes. Die pathologische Bindegewebsreaktion führt zur Verknöcherung. Chronisch schleichender Prozeß. Destruktion — Sklerose — Ankylose.

Klinisches Bild:
Beginn schon mit 17 Jahren möglich, meistens Männer von 20 bis 40 Jahren, 9 Männer gegenüber 1 Frau. Frühsymptome sind Iritis, Fersenschmerzen, Sitzbeinschmerzen, Gelenkschmerzen, rezidivierende Ergüsse der Extremitätengelenke, Einschränkung der Atembreite von normal ca. 8 cm auf 2 bis 3 cm. Sogenannte Fußballblasenatmung durch Bauchatmung bei Thoraxstarre. Thoraxkompressionsschmerz. Frühmorgendliche Kreuzschmerzen, die bei Bewegung zurückgehen. Zunehmende

Einsteifung der Wirbelsäule einschließlich der Halswirbelsäule zum Rundrücken. Mitbeteiligung der großen Gelenke. Mennellsches Zeichen (Beckenkantungsschmerz der Iliosacralgelenke).

Orthopädischer Röntgenbefund:
Strukturauflockerung der Iliosacralgelenke (Perlschnurform) und der Symphyse, später knöcherne Überbrückung (ca. 3 Jahre nach Krankheitsbeginn). Kastenform der Wirbelkörper. Syndesmophytenbildung (schalenförmige Verknöcherung zwischen den Wirbelkörpern). Im Spätstadium Bambusstabform der Wirbelsäule und Osteoporose. Atrophie der gelenkbildenden Knochen. Knöcherne Überbrückung der kleinen Wirbelgelenke. Periostale Osteophytenbildung am Tuber calcanei und Tuber ossis ischii. Schichtaufnahmen angeraten.

Behandlung:
Krankengymnastik (Hocker- und Atemgymnastik). Bewegungsbäder. Thermalschwimmen. Cortison-Phenylbutazon-Präparate. Röntgenbestrahlung der Wirbelsäule und der großen Gelenke sowie nur in Einzelfällen, wo keine andere Schmerzlinderung zu erzielen ist, Thorium X unter Beachtung aller Nebenwirkungen.

Beckenhörner-Syndrom
(Turner-Kieser-Syndrom)

Ätiologie und Pathogenese:
Kombination eines erblichen Mißbildungssyndroms mit Beckenhörnern. Dominantes Erbleiden.

Klinisches Bild:
Nageldysplasien. Hypoplasie oder Aplasie der Patella sowie Luxation. Vergrößerung des Condylus medialis femoris und des medialen Tibiakopfes.

Orthopädischer Röntgenbefund:
Exostosen an der Rückseite des Os ilium.

Behandlung:
Teilweise Osteotomien oder Operation nach Ali Krogius.

Blutergelenk
(Haemophiliegelenk)

Ätiologie und Pathogenese:
Erbleiden. Haemophilie A (Fehlen des Plasmafaktors VIII). Haemophilie B (Bildungsstörung des Faktor IX). Durch intraartikuläre Blutungen Schädigung des Gelenkknorpels.

Klinisches Bild:
Fast ausschließlich das männliche Geschlecht betroffen. Frauen sind Konduktorinnen. Lediglich homozygote Frauen (d. h. Töchter aus einer Ehe zwischen einem Bluter und einer Konduktorin) können selbst erkranken. Im Gelenk Fibrinrückstände und später Pannus. Schrumpfung der paraartikulären Weichteile. Knorpel- und Knochenzerstörungen. Kontraktur. Fibröse Ankylose. Muskelatrophie. Subluxationsneigung. Blutungen vom 2. bis 40. Lebensjahr. Gerinnungszeit bis zu 24 Stunden verlängert. Kniegelenke, Fußgelenke und Ellenbogengelenke sowie Hüftgelenke sind meistens befallen.

Orthopädischer Röntgenbefund:
Vermehrte Kontur der dicken Gelenkkapsel. Einengung des röntgenologischen Gelenkspalts. Kelchförmige Vertiefung der Fossa intercondylica. Hochgradige Arthrosis deformans.

Differentialdiagnose:
Arthrosis deformans. Gelenktuberkulose. Tumoren.

Behandlung:
Bei Blutungen der Haemophilie A Frischblutgaben oder antihaemophiles Kryopräzipitat bzw. Plasmafraktion I nach Cohn. Bei Haemophilie B genügt Konservenblut. Gelenkbehandlung symptomatisch. Operative Behandlung unter Blutungsschutz möglich.

Boeck'sche Krankheit
(Sarkoidose, Boeck-Besnier-Schaumann'sche Krankheit)

Ätiologie und Pathogenese:
Epitheloidzellige benigne Granulomatose im reticulo-endothelialen System und in den Lungen. Sonderform der Tuberkulose gilt als umstritten. Knochenbeteiligung bei *Boeck* in 7 bis 40 % der Fälle, die durch Störung des Calciumstoffwechsels erklärt wird. Skelett-Boeck (Morbus Kreibich-Jüngling, Ostitis multiplex cystoides). Löfgren-Syndrom (Gelenkschmerzen, Erythema nodosum, Hilusvergrößerung).

Klinisches Bild:
Weichteilschwellungen im Bereich des Kapselbandapparates, der kleinen Knochen des Fuß- und Handskeletts einschließlich der Hand- und Fußwurzelknochen. Langsame, über Jahre gehende Progredienz.

Orthopädischer Röntgenbefund:
Scharf begrenzte umschriebene zystische Aufhellungen am Hand- und Fußskelett.

Differentialdiagnose:
Knochensyphilis. Knochentuberkulose. Chondrom.

Behandlung:
Symptomatisch. Corticoide werden gegeben.

Brodie-Abszeß

Ätiologie und Pathogenese:
Knochenherdbildung durch Erreger mit abgeschwächter Virulenz.

Klinisches Bild:
Vorkommen in jedem Lebensalter in den Metaphysen der

langen Röhrenknochen, besonders im Kniegebiet. Ständiger dumpfer Schmerz.

Orthopädischer Röntgenbefund:
Rundliche Aufhellung mit sklerotischem Wall im Metaphysenbereich.

Differentialdiagnose:
Corticalisosteoid. Knochenschafttuberkulose.

Behandlung:
Ausräumung bei Beschwerden.

Caisson-Krankheit
(Taucherkrankheit, Druckluftkrankheit)

Ätiologie und Pathogenese:
Durch Gasembolien Verschluß der peripheren Knochenendarterien. Knocheninfarkte meist multipel und symmetrisch.

Klinisches Bild:
Kopfschmerzen. Netzhautblutungen. Lokalisationshäufigkeit in den Diaphysen von Femur und Tibia sowie an Femur- und Humeruskopf. Teilweise Mitschädigung des Gelenkknorpels und sekundäre Arthrosis deformans.

Orthopädischer Röntgenbefund:
Strähnige Verschattungen im Metaphysenbereich der langen Röhrenknochen.

Behandlung:
Symptomatisch. Arthroseprophylaxe.

Caries sicca
(Schultergelenktuberkulose)

Ätiologie und Pathogenese:
Tuberkelbazillen, die Konglumerattuberkel bilden mit Zerstörung von Humeruskopf und Schulterpfanne.

Klinisches Bild:

Fast nur ältere Leute befallen.
Schulterschmerzen. Zunehmende Bewegungsbehinderung. Anspreizkontraktur.

Orthopädischer Röntgenbefund:

Diffuse Knochenatrophie. Zerstörung von Oberarmkopf und Schulterpfanne.

Differentialdiagnose:

Osteomyelitis, Schultersteife anderer Genese. Tumoren.

Behandlung:

Probepunktion. Probeexzision. Gelenkresektion. Chemotherapie. Gipsfixation. Extraartikuläre Arthrodese.

Carpaltunnelsyndrom

Ätiologie und Pathogenese:

Kompressionssyndrom des Nervus medianus durch rheumatische oder andere Entzündungen sowie posttraumatisch, Tumoren und durch Ganglien bedingt.

Klinisches Bild:

Hauptsächlich Frauen mit 30 bis 50 Jahren betroffen.

Schmerzen, Pareaesthesien auch nachts, Hypaesthesie im Medianusgebiet, Thenaratrophie, Druckschmerz und Schmerzsteigerung bei Volarflektion der Hand.

Elektromyographischer Nachweis.

Differentialdiagnose:

Cervicalsyndrom. Diabetische Neuropathie. Durchblutungserkrankungen.

Behandlung:
Lokale Corticoidinjektionen und bei Versagen Teilresektion des Ligamentum carpi transversum. Neurolyse.

Cervicalsyndrom
(Halswirbelsäulensyndrom)

Ätiologie und Pathogenese:
Regressive Veränderungen der Bandscheiben mit dadurch resultierender abnormer Verschieblichkeit der Wirbelkörper gegeneinander sowie uncovertebrale Exostosen und spondylotische Randzacken.

Klinischer Befund:
Praedilektionsalter von 35 bis 55 Jahren.
Lokalisation 5./6. HWK und 6./7. HWK. Nackenschmerzen nach Autofahren, Lesen, Schreiben, auch haubenartige Kopfschmerzen. Epicondylitis. Teilweise Armausstrahlung und Paraesthesien an der Hand. Kraftminderung der Hand. Schultersteife. Die untere HWS ist aus mechanischen Gründen vermehrt betroffen, da Übergang vom beweglichen Teil der Halswirbelsäule zum starren der Brustwirbelsäule.

Orthopädischer Röntgenbefund:
Bandscheibenerniedrigung. Einengung der Zwischenwirbellöcher. Ausziehung der Processi uncinati. Steilstellung der HWS als Zeichen der Bandscheibenlockerung.
Funktionsaufnahmen angeraten.

Differentialdiagnose:
Bechterew. Carpaltunnelsyndrom. Entzündungen. Rheuma. Scalenussyndrom. Tumoren.

Behandlung:
Massagen, Extensionen, Halskrawatte, chiropraktische Maßnahmen, Impletol-Infiltrationen, Stellatumblockaden. Im Inter-

vall Training der Nacken- und Schultergürtelmuskulatur (z. B. Expander und Liegestütze).

Chondroblastom
(Chondrom)

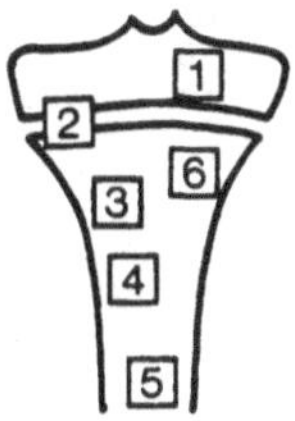

Abb. 5: Lokalisation von Knochengeschwülsten
1 = Chondroblastom, 2 = Riesenzellgeschwulst, 3 = Osteogenes Sarkom, 4 = Fibrosarkom, 5 = Ewing-Sarkom, 6 = Enchondrom

Ätiologie und Pathogenese:
Gutartiger seltener Knochentumor, der vom knorpelbildenden Matrixgewebe ausgeht (*Uehlinger*).

Klinisches Bild:
Hauptsächlich bei Männern. Im 10. bis 20. Lebensjahr entstehend mit häufigster Lokalisation in den proximalen Epiphysen von Femur, Tibia und Humerus. Im fortgeschrittenen Stadium Gelenkschwellung und Schmerzen sowie Bewegungseinschränkung.

Orthopädischer Röntgenbefund:
Spongiosadefekte stellen sich als Aufhellungen mit stippchenförmigen Kalkeinlagerungen und sklerosiertem Rand dar. Epiphysärer Geschwulstzapfen und teilweise Corticalisauftreibung. Der Röntgenbefund ist sehr wichtig für die Diagnosestellung, da der histologische Befund oft umstritten ist.

Differentialdiagnose:
Osteogenes Sarkom. Myxome.

Behandlung:
Ausräumung und Spongiosaauffüllung. Prognose gut.

Chondrodystrophie
(Achondroplasie, Chondrodystropher Zwerg)

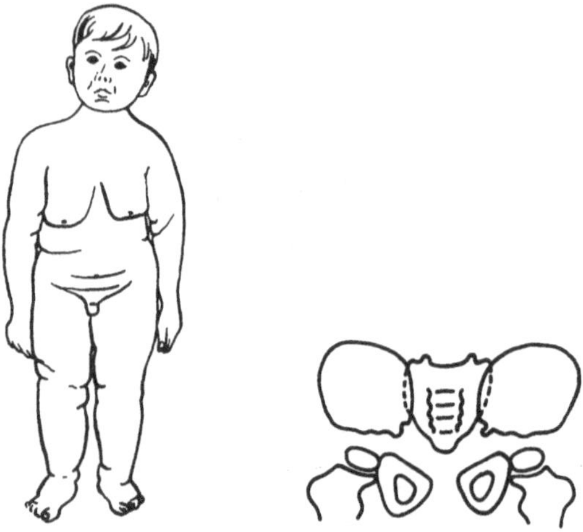

a) b)

Abb. 6: Chondrodystrophie und typisches Becken

Ätiologie und Pathogenese:
Dominant erbliche angeborene Wachstumsstörung der knorplig vorgebildeten Knochen (*Grebe, v. Verschuer*). Die Störung der enchondralen Verknöcherung führt zu abnorm kurzen aber normal dicken Extremitätenknochen.

Klinisches Bild:
Erkrankungsbeginn 2. Embryonalmonat. Daher schon bei der Geburt voll ausgeprägt. Beide Geschlechter gleich betroffen. Symmetrischer Befund. Disproportionierter Zwerg (ca. 1 m groß) mit normal langem Rumpf (Sitzriese), großem Schädel, große Tubera frontalia, eingezogener Nasenwurzel, Flachrücken, Kugelbauch, kurzen Extremitäten (Mikromelie), Streckhemmung im Ellenbogengelenk, Dreizackhand, O-Beinen, Entengang (Coxa vara). Oft Kombination mit anderen Fehlbildungen, wie u. a. Gaumenspalte, Syndaktilie, Polydaktilie, Klumpfuß, Skoliose, Cystenniere. Im Erwachsenenalter früh-

zeitige Arthrosis deformans der deformiert und mit minderwertigem Knorpel angelegten Gelenke sowie Discusprolapsneigung. Chondrodystrophe Frauen müssen oft wegen abnormer Enge des Beckens durch Kaiserschnitt entbunden werden.

Orthopädischer Röntgenbefund:
Rückständige Entwicklung der Knochenkerne. Welliger Verlauf der Konturen der Wachstumszonen. Vorzeitiger Schluß der Epiphysenfugen. Plumpe verkürzte trompetenartige Röhrenknochen. Compactaverdickung. Spatelförmige Auftreibungen der Rippenenden. Weitmaschige Spongiosa. Humerus varus. Coxa vara.

Differentialdiagnose:
Diastrophischer Zwerg. Kretin. Morquio. Pfaundler-Hurler.

Behandlung:
Symptomatisch.

Chondromyxoide Fibrom
(Myxochondrom)

Ätiologie und Pathogenese:
Aus dem knorpelbildenden Gewebe des Knochens entstehender gutartiger Tumor.

Klinisches Bild:
Schmerzen, Schwellung im Bereich der Metacarpalia und Metatarsalia und der Metaphysen in Knienähe. Praedilektionsalter 20 bis 30 Jahre.

Orthopädischer Röntgenbefund:
Exzentrische Knochenaufhellungen mit Randsklerose im Metaphysenbereich.

Differentialdiagnose:
Chondrosarkom. Eosinophiles Granulom. Jugendliche Knochencysten. Myxosarkom. Riesenzellgeschwülste.

Behandlung:
Auskratzung, Spongiosaauffüllung.

Chondropathia patellae

Ätiologie und Pathogenese:
Degenerative Veränderungen im Bereich des Patellagleitlagers.

Klinisches Bild:
Anfangs Schmerzen beim Abwärtsgehen, später auch beim normalen Gehen. Deutliches Reiben der Patella im Patellagleitlager mit Schmerzauslösung bei Patelladruck.

Orthopädischer Röntgenbefund:
Welliger Verlauf der Patellarückfläche auf den Patellagleitlageraufnahmen und in Seitsicht.

Behandlung:
Konservativ mit zeitweiser Ruhigstellung, hyperaemisierenden Maßnahmen und Gelenkinjektionen. Operativ in Einzelfällen durch Glättung der Patellagleitfläche oder Patellektomie. Bei Lateralisation der Kniescheibe mit Durchtrennung der Fascia lata und der lateralen Retinacula (*Viernstein* und *Weigert*).

Chondrosarkom

Ätiologie und Pathogenese:
Entsteht aus versprengten epiphysären Chondroblasten in den Epiphysen oder Röhrenknochen. Gutartigste Form des Knochensarkoms.

Klinisches Bild:
Uncharakteristische Schmerzen. Vergröberte Gefäßzeichnung. Rötung der Haut. Ausbreitung über das Venensystem. Schwellung der erkrankten Gelenke. Das männliche Geschlecht ist bevorzugt befallen im 20. bis 40. Lebensjahr. Meistens solitäres

Vorkommen. Lokalisationsneigung zu den Epiphysen der langen Röhrenknochen, dem Beckenskelett, den Rippen. Mortalität in 50 % innerhalb von 5 Jahren. Lungenmetastasen. Spontanfrakturen. Sekundäre Chondrosarkome können aus Enchondromen, cartilaginären Exostosen und Ekchondromen des Bekkens, des Schultergürtels oder der Wirbelsäule entstehen.

Orthopädischer Röntgenbefund:
Glatt begrenzte Aufhellungsbezirke durch Verkalkungen, fleckförmig und später konfluierend. Auftreibungen des Knochens. Periostreaktionen.

Differentialdiagnose:
Carcinommetastasen. Enchondrom. Exostose. Fibrosarkom. Osteogenes Sarkom.

Behandlung:
Tumorexstirpation. Amputation. Strahlenunempfindlichkeit. Cytostatica.

Chordom

Ätiologie und Pathogenese:
Von embryonalen Chordaresten ausgehender Tumor.

Klinisches Bild:
Gelatinöse Geschwulstmassen von höckriger Form, die langsam wachsen. Lieblingslokalisation im Kreuzbein, Steißbein sowie Schädelbasis und Halswirbelsäule. Beschwerden durch Druck auf die Umgebung.

Orthopädischer Röntgenbefund:
Osteolytische Prozesse. Blasige Auftreibung des Os sacrum oder Foramen magnum.

Differentialdiagnose:
Chondrom. Dermoidcysten des Os sacrum. Riesenzelltumor.

Behandlung:
Frühzeitige Exstirpation.

Coccygodynie

Ätiologie und Pathogenese:
Unklar, häufig bei Ischialgien, posttraumatisch, post partus, bei inneren Härmorrhoiden, chronischer Obstipation.

Klinisches Bild:
Anfallsweiser Steißbeinschmerz. Fast nur Frauen zwischen 20 und 60 Jahren. Lokaler Druckschmerz.

Orthopädischer Röntgenbefund:
Meistens stumm, aber zum Ausschluß von destruierenden Prozessen Röntgenbild erforderlich. Manchmal starke Abknickung nach ventral.

Differentialdiagnose:
Osteomyelitis. Tuberkulose. Tumoren.

Behandlung:
Epidurale Injektionen mit 5 ccm 1 %igem Scandicain in den Hiatus sacralis. In seltenen Fällen Steißbeinresektion.

Corticalisosteoid
(Osteoid-Osteom, Bergstand'sche Krankheit)

Gutartige monostotische herdförmige Knochenerkrankung. Tumorgenese von *Jaffé* und *Lichtenstein* angenommen und daher als Osteoid-Osteom bezeichnet. Entzündungsgenese angenommen durch *Lofgren* und *Brailsford*. Erreger mit gedrosselter Virulenz.

Klinisches Bild:
Nächtlicher Dauerschmerz. Lokaler Druckschmerz. Belastungs-

schmerz. Am häufigsten im ersten und zweiten Lebensjahrzehnt. Vorzugslokalisation sind die Diaphysen von Femur und Tibia.

Orthopädischer Röntgenbefund:
Ausgeprägte sklerotische Zone mit zentraler Aufhellung (Nidus Nest) und spindelförmiger Auftreibung. Tomographie und Angiogramm angeraten.

Differentialdiagnose:
Brodie-Abszeß. Eosinophiles Granulom. Knochenlues. Osteomyelitis typhosa. Osteogenes Sarkom. Posttraumatische Periostverdickung. Sklerosierende Osteomyelitis.

Behandlung:
Abmeißelung und Entfernung des Nidus.

Coxa vara infantum

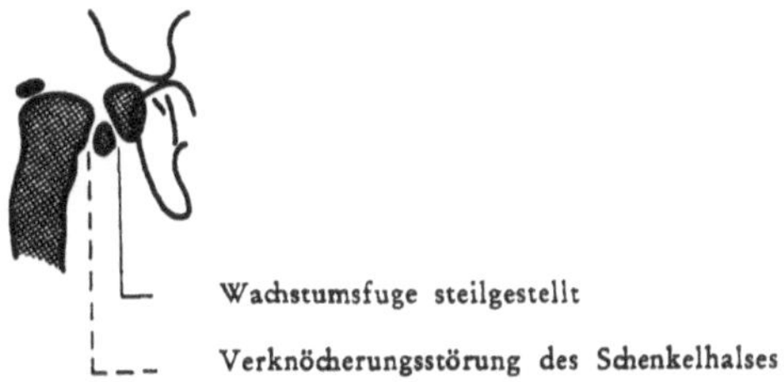

Abb. 7: Coxa vara infantum

Ätiologie und Pathogenese:
Enchondrale Dysostose (*H. Mau*). Insuffizienz der Schenkelhalsepiphysenfugen.

Klinisches Bild:
Während der ersten Lebensjahre auftretend. Meistens einseitig, dann Hüfthinken, bei Doppelseitigkeit Watscheln. Trendelenburg positiv. Verkürzung und Atrophie des Beines. Einschränkung von Abspreizung und Innendrehung im Hüftgelenk.

Orthopädischer Röntgenbefund:
Y-förmiges Aufhellungsband im Schenkelhalsbereich. Später Pseudarthrose und Hirtenstabform des coxalen Femurendes.

Differentialdiagnose:
Luxationsperthes. Morbus Perthes. Osteomyelitis. Rachitis. Tumoren.

Behandlung:
Huckepackoperation nach Langenskjöld. Verödung der Wachstumsfuge des großen Rollhügels (*H. Mau*).

Coxarthrose
(Arthrosis deformans des Hüftgelenkes)

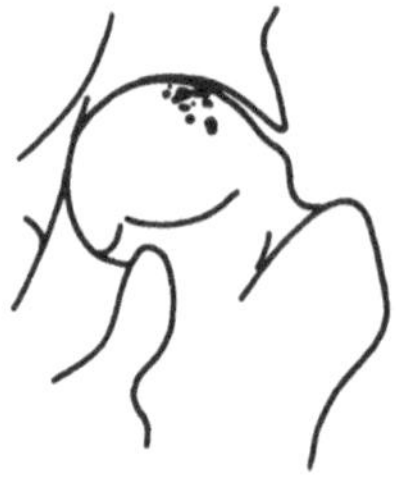

Abb. 8: Coxarthrose

Ätiologie und Pathogenese:
Chronisch verlaufendes Gelenkleiden der zweiten Lebenshälfte. Deformierung der gelenkbildenden Knochen. Kongenitale Mißbildungen, aseptische Nekrosen, Entzündungen, Wachstumsstörungen, hormonelle Störungen, Stoffwechselanomalien, Geschlechtskrankheiten, neuropathische oder posttraumatische Veränderungen, rheumatische Erkrankungen, Formabweichungen, Durchblutungsstörungen sind die häufigsten Ursachen. Die Vorstadien werden als Praearthrosen bezeichnet (*Hackenbroch*).

Klinisches Bild:
Morgendliche Gelenksteife, Schmerzen nach längerem Stehen

oder Gehen, besonders treppabwärts. Schmerzausstrahlung von der Hüfte in Richtung Kniegelenk (durch Begleitnerven der Gefäße). Lokaler Druckschmerz. Zunehmende Einschränkung der Hüftbeweglichkeit, besonders Abspreizung und Rotation. Später Nachtschmerzen.

Orthopädischer Röntgenbefund:
Verengung des sogenannten Gelenkspaltes. Entrundung der gelenkbildenden Knochen. Sklerose. Randwülste. Pfannenbodenverdoppelung. Schenkelkopflateralisation. Bälkchenstrukturverdichtung. Geröllcysten. Konturverdoppelung durch Knorpelossifikation. Schenkelkopfnekrose.

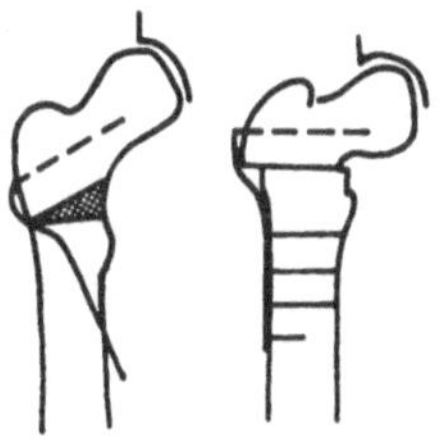

Abb. 9: Varisierungsosteotomie nach PAUWELS

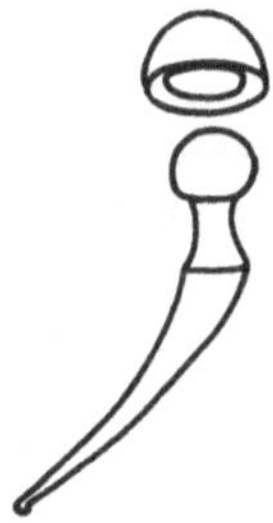

Abb. 10: Totalendoprothese des Hüftgelenkes

Differentialdiagnose:
Coxitis. Gonarthrose. Gonitis. Ischias. Tuberkulose. Tumoren.

Behandlung: Konservativ:
Kalorieneinschränkung. Kreppsohlen. Gehstock. Packungen. Thermalschwimmen. Krankengymnastik. Beschäftigungstherapie. Standradfahren. Extensionen. Apparate. Rollstuhl. Schmerzmittel. Entzündungswidrige Mittel. Gelenkinjektionen (Glucocorticoide, Trasylol, Causat-B12 u. a.).
Operativ:
Bei noch kongruenten Gelenkflächen:
Adduktorentenotomie, Voss-Brandes, Chiari, McMurray. Zur Veränderung oder Vergrößerung der Lastübertragungsfläche:

Adduktionsosteotomie nach Pauwels, Abduktionsosteotomie, Resektions-Angulationsosteotomie nach Hackenbroch-Milch. Zur Versteifung: Arthrodese, z. B. mit AO-Kreuzplatte und bei älteren Patienten jeglicher Ätiologie Totalendoprothese (z. Z. Charnley, M. E. Müller, McKee u. a.).

Coxitis tuberculosa
(Hüftgelenktuberkulose)

Ätiologie und Pathogenese:
Ossäre oder synoviale Absiedlung von Tuberkelbazillen auf dem Blutweg. Zweithäufigste Manifestation der Tuberkulose.

Klinisches Bild:
Meistens einseitig. Etwa 1 Jahr Latenzzeit. Hüfthinken. Druckschmerz in der Leiste. Klopfschmerz. Stauchungsschmerz. Schmerzen bei Belastung. Später auch Nachtschmerz. Hüftüberstreckung als Frühsymptom behindert. Beugekontraktur des Hüftgelenkes. Fortschreitende Muskelatrophie.

Orthopädischer Röntgenbefund:
Knochenatrophie. Verengung des sogenannten Gelenkspaltes. Destruktion der Gelenkkonturen. Luxationsneigung. Sequesterbildung.

Differentialdiagnose:
Coxitiden anderer Genese. Tumoren.

Behandlung:
Punktion. Instillation von Streptomycin. Probeexzision. Herdausräumung. Chemotherapie. Beckenbeinfußgips für ca. 6 bis 12 Monate. Entlastender Hüftapparat für 1 Jahr, wenn die Blutsenkung für 3 Monate normal geblieben ist und im Röntgenbild eine Normalisierung des Knochenstrukturbildes entstanden ist.

Crus varum congenitum
(Angeborene Unterschenkelverbiegung, angeborene Unterschenkelpseudarthrose)

Ätiologie und Pathogenese:
Teilweise Erbleiden nachgewiesen. Zusammenhang mit der Neurofibromatose (Recklinghausen).

Klinisches Bild:
2 Formen. Angeborene Unterschenkelverbiegung einseitig, knickartig, konvex nach ventral-lateral oder ventral-medial (Crus valgum congenitum), nach dorsal (Crus recurvatum congenitum). Pseudarthrose entsteht mit der Gehphase. Angeborene Pseudarthrose mit bereits bei der Geburt vorhandenem Knochendefekt. Milchkaffeeartige Pigmentflecke der Haut an Rumpf und Extremitäten.

Orthopädischer Röntgenbefund:
Verbogene Tibia. Corticalisverdickung in der Konvexität. Später Umbauzone im Konvexitätsscheitel. Bei Tibiaspseudarthrose Fibulahypertrophie.

Differentialdiagnose:
Posttraumatische Verformungen. Rachitis. Tibia vara (Blount).

Behandlung:
Mit 3 Jahren stabile Osteosynthese und Knochenspanverpflanzung (homoioplastisch). Gipsverband. Spanbolzung (By-pass nach McFarland). Entlastender Apparat. Rezidivgefahr.

Cushing
(medikamentöser)

Ätiologie und Pathogenese:
Cortisonosteopathie (Hemmung des Zellstoffwechsels der Osteoblasten und Osteoklasten).

Orthopädischer Röntgenbefund:
Allgemeine Kalksalzverminderung.

Behandlung:
Absetzen der Cortisontherapie. Primobolan-Depot-Gaben. Frubiase Calcium-forte-Trinkampullen. Multivitaminpräparate.

Cushing-Krankheit

Ätiologie und Pathogenese:
Hormonale Störung infolge kataboler Wirkung der Nebennierenrindensteroide. Nebennierentumoren und Hypophysentumoren.

Klinisches Bild:
Fettsucht. Vollmondgesicht. Hypertonus. Lymphopenie. Verlust der Libido und Genitalfunktion. Striae. Diabetes. Hypertrichie. Diffuse Osteoporose. Verminderung der Rumpflänge. Ausscheidungserhöhung der 17-Ketosteroide im Harn. Mortalität ca. 50 % in 5 Jahren.

Orthopädischer Röntgenbefund:
Entkalkung des Skeletts von Wirbelsäule, Becken, Rippen, Schädel. Fischwirbelbildung. Spontanfraktur.

Behandlung:
Tumorexstirpation nach vorheriger Angiographie.

Digitus quintus varus
(superductus oder subductus)

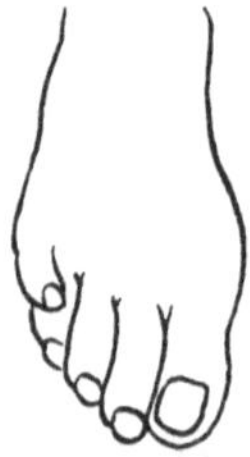

Abb. 11: Digitus quintus varus superductus

Ätiologie und Pathogenese:
Durch Spreizfußbildung bedingte Änderung des Muskelgleichgewichts.

Klinisches Bild:
O-Stellung der Kleinzehe als Gegenstück zum Hallux valgus auf der Außenseite.

Behandlung:
Vorn spitz zulaufende Einlagen oder wenn nicht ausreichend, subcapitale Osteotomie des Metatarsale V.

Dupuytren
(Dupuytren'sche Krankheit)

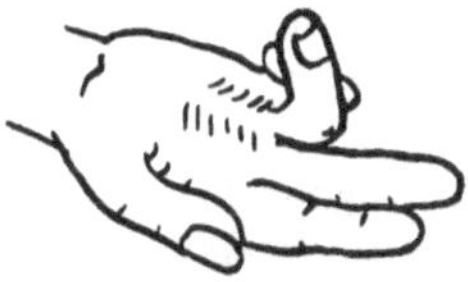

Abb. 12: Dupuytren'sche Kontraktur

Ätiologie und Pathogenese:
Erbleiden. Begleitsymptom beim Epileptiker und Diabetiker. Chronische Fibrose der Palmaraponeurose.

Klinisches Bild:
Häufigkeit 2 ‰, 6 Männer zu 1 Frau im Alter von 40 bis 60 Jahren.
Die rechte Hand ist bevorzugt. Verdickung und Strangbildung der Palmaraponeurose, die mit der Haut verwachsen ist. Durch Schrumpfung zunehmende Beugekontraktur der Finger, vorwiegend des 4. und 5. Die Beugesehnen bleiben frei. 5 % Befall der Füße, 3 % Penisbefall (Induratio penis plastica).

Differentialdiagnose:
Infantile Cerebralparese. Kamptodaktylie. Volkmann'sche Kontraktur.

Behandlung:
Operative Ausräumung der Palmaraponeurose oder der Plantarfascie.

Dysostosis cleidocranialis
(Lokalisierte Dysostose)

Ätiologie und Pathogenese:
Dominantes Erbleiden mit Störung der Knochenentwicklung an den bindegewebig praeformierten Belegknochen (Schädel, Schlüsselbein).

Klinisches Bild:
Beide Geschlechter sind gleich betroffen. Teilweises oder völliges Fehlen der Schlüsselbeine. Brachycephalie (kurzer Hirnschädel, tiefe Nasenwurzel, kleines Gesicht). Quadratschädel, Lückenschädel. Metopismus (verzögerter Schluß der Schädelnähte). Basiläre Impression. Prognathie. Hoher Gaumen. Zahnanomalien. Häufige Begleitanomalien sind Muskeldefekte, Skoliose, Trichterbrust, Coxa vara, Kleinwuchs sowie die congenitale Schulterluxation.

Orthopädischer Röntgenbefund:
Breit klaffende Schädelnähte. Schaltknochen. Basale Impression. Spaltbecken. Ossifikationsstörungen der Handwurzelknochen. Stummelförmige Endphalangen ohne Proc. unguicularis und Epiphysendoppelungen der Metacarpalia.

Behandlung:
Symptomatisch.

Dystrophia musculorum progressiva

Ätiologie und Pathogenese:
Erstmals von *Erb* (1884) beschrieben. Erbleiden. Fortschreitende Muskelerkrankung in drei Hauptphasen verlaufend. Die

Muskelfasern atrophieren und werden durch Fett und Bindegewebe ersetzt.

Klinisches Bild:

a) Dominant erbliche Schultergürtelform:

Im 7. bis 30. Lebensjahr auftretend ohne Geschlechtsbetonung. Sehr langsamer, über Jahrzehnte gehender Verlauf mit Beginn am Schultergürtel oder im Gesicht. Mittelgradige Lähmungen.

b) Recessiv-autosomal erbliche Beckengürtelform:

Im mittleren Lebensalter beginnend an der beckennahen Muskulatur. Pseudohypertrophie der Waden (Gnomenwaden). Watschelgang. Langsamer Verlauf mit schließlich hochgradigen Lähmungen.

c) Geschlechtsgebundene recessiv-erbliche Beckengürtelform (Typ *Duchenne*):

Beginn meistens im 3. bis 5. Lebensjahr fast nur bei Knaben. Schneller Verlauf mit hochgradigen Lähmungen der Rücken- und Oberschenkelmuskulatur mit meistens tödlichem Ausgang vor dem 20. Lebensjahr.

Differentialdiagnose:
Restlähmung nach Poliomyelitis.

Behandlung:
Krankengymnastik. Beschäftigungstherapie. Eine causale Therapie gibt es bisher nicht.

Echinococcose
(Knochenechinococcose)

Ätiologie und Pathogenese:
Durch die Finnen des Hundebandwurms infolge Direktüber-

tragung hervorgerufen. 75 % werden in der Leber zurückgehalten und 1 % manifestieren sich im Knochen.

Klinisches Bild:

Meistens symptomlos. Praedilektionsstellen sind die Wirbelsäule, das Becken und Hüftgelenk. Spontanfrakturen. Komplementbindungsreaktion, Eosinophilie.

Orthopädischer Röntgenbefund:

Wabig-zystische Auftreibung des Knochens. Compactaverschmälerung bei fehlender Periostreaktion.

Differentialdiagnose:

Riesenzelltumor. Plasmocytom. Enchondrom.

Behandlung:

Radikale Ausräumung. Heilungstendenz mäßig.

Ehlers-Danlos-Syndrom

(Cutis laxa et hyperelastica)

Ätiologie und Pathogenese:

Dominantes Erbleiden, wahrscheinlich Störung der Kollagenorganisation.

Klinisches Bild:

Abnorme Dehnbarkeit der Haut, Überstreckbarkeit der Gelenke, Schlottergelenke, Skoliose. Herzmißbildung, Aortenaneurysma.

Behandlung:

Symptomatisch.

Ektrodaktylie
(Spalthand, Spaltfuß)

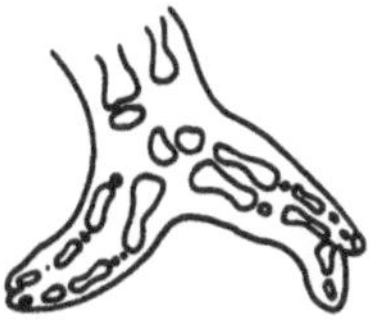

Abb. 13: Spalthand

Ätiologie und Pathogenese:
Dominant erbliche Mißbildung der Extremitäten. Entwicklungsstörung des Weichteilblastems.

Klinisches Bild:
Keilförmige Defekte der Hände und Füße (offene Scherenform, Hummerscherenform). Am häufigsten fehlt der 3. Strahl, selten der radiale (ulnarer Monodaktylos).

Behandlung:
Krankengymnastik. Beschäftigungstherapie. Nur bei nicht ausreichendem Zangengriff Korrekturoperation in Einzelfällen erforderlich.

Ektromelie

Ätiologie und Pathogenese:
Keimschädigung (z. B. Thalidomid).

Klinisches Bild:
Teildefekte einzelner Gliedstrahlen oder Hypo- bzw. Aplasie von Röhrenknochen mit Fehlstellungen.

Behandlung:
Korrekturoperation. Prothesenversorgung (pneumatisch, myoelektrisch, phonoelektrisch).

Elephantiasis-Syndrom

(Oberbegriff für verschiedene Formen der Elephantiasis)

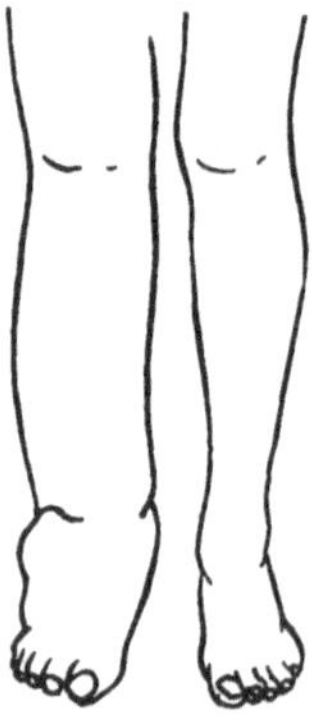

Abb. 14: Elephantiasis

Ätiologie und Pathogenese:
Entwicklungsstörung mit übermäßiger Lymphgefäßbildung (konnatale Elephantiasis und primäre Elephantiasis). Verödungen und thrombotische Veränderungen (sekundäre Elephantiasis).

Behandlung:
Symptomatisch.

Ellenbogengelenksluxation

(Habituelle Ellenbogengelenksluxation)

Ätiologie und Pathogenese:
Nach mit Deformierung ausgeheilter Absprengungsfraktur im Bereich der Trochlea humeri oder Zerstörung des Kapselbandapparates.

Klinisches Bild:
Rezidivierende Luxation im Ellenbogengelenk ohne Trauma.

Orthopädischer Röntgenbefund:
Deformität der Trochlea humeri.

Differentialdiagnose:
Lues. Syringomyelie.

Behandlung:
Fascienplastik. Kapselraffung. Knochenrekonstruktion. Apparatversorgung. Krankengymnastik. Beschäftigungstherapie.

Enchondrom
(Solitäres Enchondrom)

Ätiologie und Pathogenese:
Gutartige Knorpelgeschwulst durch erbliche Differenzierungsstörung des Mesenchyms.

Klinisches Bild:
Beide Geschlechter gleich befallen. Vorzugslokalisation sind die Spongiosa der Phalangen, der Metacarpalia und Metatarsalia. Lokale Schwellung. Schmerzen. Häufig Spontanfrakturen. Praedilektionsalter von 10 bis 30 Jahren, aber auch bei Älteren vorkommend. Maligne Entartung bei den seltenen Enchondromen der langen Röhrenknochen und des Beckens mit Durchbruch in die Weichteile.

Orthopädischer Röntgenbefund:
Rundliche gekammerte metaphysäre Aufhellungen mit Randsklerosen und Knochenauftreibung.

Differentialdiagnose:
Chondrosarkom. Carcinommetastasen. Eosinophiles Granulom. Fibrome. Chondroblastom. Jugendliche Knochencysten. Riesenzelltumor.

Behandlung:
Ausräumung und Spongiosaauffüllung. Bei Malignität Blockresektion. Strahlentherapie kontraindiziert, da dadurch maligne Entartung möglich.

Endangiitis obliterans
(Winiwarter-Buerger'sche Erkrankung)

Ätiologie und Pathogenese:
Subintimale Verdickung der Gefäßwand, Einengung und schließlich Obliteration. Schwere Infektionskrankheiten sowie rheumatische Erkrankungen werden als auslösend betrachtet.

Klinisches Bild:
Vorwiegend bei Männern zwischen 20 und 50 Jahren. Befall der unteren Extremitäten. Claudicatio intermittens. Gehstrecken werden immer kürzer, nach denen der Betroffene stehen bleiben muß. Paraesthesien der Akren. Über Jahre gehender Verlauf.

Behandlung:
Symptomatisch. Rauchverbot. Krankengymnastik. Beschäftigungstherapie. Nur bei umschriebenen Gefäßverschlüssen gefäßchirurgische Maßnahmen. Angiographie.

Eosinophiles Granulom

Ätiologie und Pathogenese:
Ungeklärte Reticulumzellwucherung des Knochenmarkes mit Osteolysen, meistens solitär, selten multipel. Markraumzerstörung und teilweise Übergang in die angrenzenden Weichteile.

Klinisches Bild:
Meistens bei männlichen Kindern und Jugendlichen auftretend. Praedilektionsstellen sind die Schädelknochen, ferner Humerus, Tibia, Femur und Beckenknochen. Lokale schmerzhafte hyperaemische Weichteilschwellung. Eosinophilenvermehrung. Sonderform: Vertebra plana Calvé. Übergang zur Abt-Letterer-Siwe'schen und Hand-Schüller-Christian'schen Erkrankung möglich.

Orthopädischer Röntgenbefund:
Lochartige Osteolysen, meist ohne Randsklerose in den spongiösen Knochen. Zusammenfließen der Einzelherde möglich.

Differentialdiagnose:
Ewing-Sarkom. Knochentuberkulose. Osteomyelitis.

Behandlung:
Cortison-Gaben. Röntgenbestrahlung. In Einzelfällen operative Ausräumung.

Epicondylitis radialis humeri
(Tennisellenbogen, selten Epicondylitis ulnaris humeri)

Ätiologie und Pathogenese:
Teils lokale Überbeanspruchung der Sehnen- und Muskelansätze, teils im Rahmen eines Cervicalsyndroms entstehend. Lokale regressive Veränderungen.

Klinisches Bild:
Örtlicher Druckschmerz und Bewegungsschmerzen, manchmal auch Nachtschmerzen.

Differentialdiagnose:
Cervicalsyndrom.

Behandlung:
Procain- und Corticoid-Infiltrationen sowie zeitweise Schonung. In Einzelfällen Entspannungsoperation nach Hohmann.

Epiphyseolysis capitis femoris
(Epiphysenlösung, Epiphysengleiten, Coxa vara adolescentium)

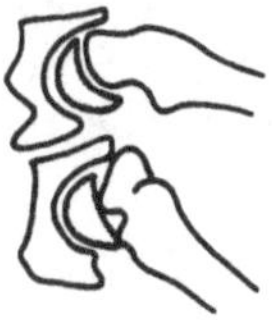

Abb. 15: Epiphysenlösung im Hüftgelenk bei Lauensteinaufnahme

Ätiologie und Pathogenese:
Gleichgewichtsstörung zwischen Wachstums- und Keimdrüsen-

hormonen. Dadurch bedingte Lockerung in der coxalen Epiphysenfuge (gestörte Ossifikation in der praepuberalen Wachstumsphase).

Klinisches Bild:
Adiposo-Gigantismus (Fröhlich-Typen) oder eunuchoider Hochwuchs. Knaben 4mal so häufig betroffen. Leistenschmerzen mit Knieausstrahlung. Einschränkung der Abspreizung und Innendrehung im Hüftgelenk. Drehmann'sches Zeichen (bei Hüftbeugung zwangsläufige Außenrotation). Trendelenburg-Hinken. Oberschenkelatrophie. Schmerzkontraktur. Teilweise Schenkelkopfnekrose nach 8 bis 12 Monaten.

Orthopädischer Röntgenbefund:
Immer Lauensteinaufnahme zusätzlich erforderlich. Verbreiterung der Schenkelhalsepiphysenfuge in Aufsicht. Dislokation sichtbar in Lauensteinlagerung. Schenkelhals wandert nach ventral-cranial (98 %) durch Außendrehung des Femurs als Folge des Überwiegens der Außenrotatoren. Gleitwinkelbestimmung in der Lauensteinaufnahme (vom Schenkelkopfzentrum Lot auf die Schenkelkopfbasislinie und Schnittpunkt der Schenkelhalsachse).

Differentialdiagnose:
Coxitis. Gelenkchondromatose. Idiopathische Schenkelkopfnekrose. Osteochondrosis dissecans. Perthes. Tumoren.

Behandlung:
Bei Gleitwinkel unter 30° Nagelung, darüber intertrochantere dreidimensionale Korrekturosteotomie nach Imhäuser. Prophylaktische Nagelung der anderen Seite erforderlich, da in 80 % der Fälle später die zweite Seite befallen wird.

Erb'sche Lähmung

(Duchenne-Erb, obere Armplexusparese, Geburtslähmung)

Ätiologie und Pathogenese:
Mechanische Schädigung der 5. und 6. Cervicalwurzel des Armplexus unter der Geburt.

Klinisches Bild:
Arm liegt schlaff in Innendrehung am Rumpf, Ellenbogengelenk gestreckt und kann nicht aktiv gebeugt werden, Unterarm in Pronationsstellung. Unvermögen den Oberarm zu heben. Gelähmt sind die Außendreher des Schultergelenkes, der Musculus deltoideus, biceps, brachioradialis, supinator longus, rhomboideus, levator scapulae, supraspinatus, infraspinatus, teres minor. Es entwickelt sich eine Adduktions-, Innenrotations- und Pronationskontraktur.

Differentialdiagnose:
Epiphyseolyse des Humeruskopfes, Claviculafraktur.

Behandlung:
Lagerung in Abduktion und Außenrotation bei rechtwinkliger Beugung und Supination im Ellenbogen sowie Handstreckung (sogen. Schuposchiene). Elektrogymnastik. Krankengymnastik. Gute Prognose.

Erysipel
(Wundrose)

Ätiologie und Pathogenese:
Infektion durch haemolysierende Streptokokken.

Klinisches Bild:
Fieber, Schüttelfrost, Schmerzen, flammenartige scharf begrenzte Rötung der Haut, besonders am Unterschenkel und Gesicht.

Differentialdiagnose:
Erysipeloid. Quincke-Ödem.

Behandlung:
Antibiotika. Ruhigstellung.

Erythema nodosum

Ätiologie und Pathogenese:
Sensibilisierung durch Tuberkulose. Morbus Boeck. Polyarthritis. Arzneimittel.

Klinisches Bild:
Erbs- bis walnußgroße Flecke und Knoten in der Haut. Druckschmerzhaftigkeit. Haut intakt, aber rot bis blaurot verfärbt. Lokalisation am Unterschenkel auf der Schienbeinseite.

Histologie:
Perivaskuläre Infiltrate.

Differentialdiagnose:
Boeck'sches Sarkoid. Erythema induratum. Frostbeulen. Lues III. Periarteriitis nodosa.

Behandlung:
Ruhigstellung. Feuchte Umschläge. Corticoide. Antibiotika. Meistens Spontanheilung in 3 bis 4 Wochen.

Ewing-Sarkom

Ätiologie und Pathogenese:
Bösartiger Knochentumor mit großen Rundzellen und chromatinhaltigen Kernen, in der Markhöhle entstehend. Durch Wachstum in den Haver'schen Kanälen Aufsplitterung der Compacta. Primär medullogenes, diaphysäres Sarkom der langen Röhrenknochen aber auch der platten Knochen.

Klinisches Bild:
Verwechslung mit der Osteomyelitis möglich. Fast ausschließlich Jugendliche männlichen Geschlechtes vom 5. bis 30. Lebensjahr. Schubweiser Verlauf. Intermittierendes Fieber und Schmerzen. Lokal Hitze, Rötung, Schwellung. Hohe Blutsenkung. Bevorzugter Befall der metaphysennahen Diaphysen der langen

Röhrenknochen. Leukozytose. Anaemie. Frühzeitige Metastasierung in das übrige Skelett (Wirbelsäule, Schädel, Rippen), erst später in die Lungen. Mortalität 92 bis 95 % in 5 Jahren.

Orthopädischer Röntgenbefund:
Mottenfraßähnliche Aufhellungsherde im Knochenmarkraum. Periostabhebung. Später zwiebelschalenartige periostale Appositionen. Spiculabildung.

Differentialdiagnose:
Carcinommetastasen. Knochentuberkulose. Osteomyelitis. Osteogenes Sarkom.

Behandlung:
Sternalpunktion. Biopsie. Immer histologischen Befund erheben lassen. Ausräumung. Nachbestrahlung und Cytostatica. Hohe Rezidivquote.

Exostosen, multiple cartilaginäre (Osteochondrom)

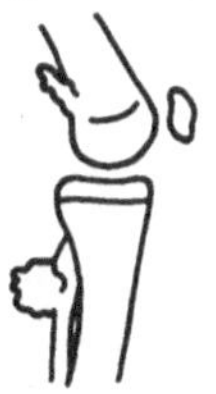

Abb. 16: Cartilaginäre Exostose

Ätiologie und Pathogenese:
Dominantes Erbleiden. Gutartiger Knochentumor, der vom Epiphysenknorpel entspringt (selten vom Periost) und Knorpel- sowie Knochenbestandteile enthält. Histologisch den solitären Exostosen entsprechend.

Klinisches Bild:
Männliches Geschlecht häufiger. In der Wachstumszeit entstehend. Lokalisation besonders an den Stellen des stärksten

Längenwachstums im Bereich der Metaphysen der langen Röhrenknochen (95 %). Oft bilateral-symmetrisch. Symptomloses Wachstum bis es zu Druckerscheinungen an Nerven und Gefäßen bzw. zu Funktionseinschränkungen kommt. Maligne Umwandlung möglich, Verdacht bei Wachstum im Erwachsenenalter (5 %).

Orthopädischer Röntgenbefund:

Spanförmige oder blumenkohlartige Knochenvorsprünge im Metaphysenbereich der langen Röhrenknochen.

Differentialdiagnose:

Osteogenes Sarkom.

Behandlung:

Wenn Funktionseinschränkung, dann Abmeißelung und Ausräumung bis in das gesunde Gewebe.

Exostose (solitär)

Ätiologie und Pathogenese:

Häufiger knorplig-knöcherner gutartiger Mischtumor.

Klinisches Bild:

Praedilektionsstellen sind die Metaphysen der langen Röhrenknochen bei Kindern. Verdrängendes, manchmal erhebliches Wachstum, das mit Beendigung des Körperwachstums sistiert. Wachstum bei Erwachsenen spricht für Bösartigkeit. Bewegungseinschränkung benachbarter Gelenke und Beschwerden durch mechanischen Druck.

Behandlung:

Radikale Abtragung bis in das gesunde Gewebe bei Funktionsbehinderung.

Federnde Elle

Ätiologie und Pathogenese:
Konstitutionelle Minderwertigkeit, Bindegewebsschwäche, Zustand nach traumatischer Sprengung des distalen Radioulnargelenkes.

Klinisches Bild:
Auf Druck schmerzhafte federnde Subluxation im distalen Radioulnargelenk. Vorwiegend im Pubertätsalter auftretend. Beschwerden beim Schreiben und Sport.

Orthopädischer Röntgenbefund:
Manchmal Steilstellung der Radiuskonsole.

Differentialdiagnose:
Radiusköpfchenfraktur. Tumoren. Entzündungen.

Behandlung:
Nur in Ausnahmefällen operativ.

Felty-Syndrom

Ätiologie und Pathogenese:
Bakteriämische Streuung (meistens Staphylokokken) bei Erwachsenen. Chronische Entzündung der Gelenkkapsel mit Pannusbildung.

Klinisches Bild:
Häufig Frauen in der Menopause mit symmetrischem Befall der peripheren kleinen Gelenke. Splenomegalie. Leukopenie. Anaemie. Gelbbraune Hautpigmentierungen. Achylie. Generalisierte Lymphknotenschwellungen. Stomatitis ulcerosa.

Differentialdiagnose:
Chronische Leukämie. Chronische Polyarthritis.

Behandlung:
Corticoide. Antibiotika. Physikalische Therapie. Gold und Pyramidonpräparate sind kontraindiziert.

Fersenbeinsporn

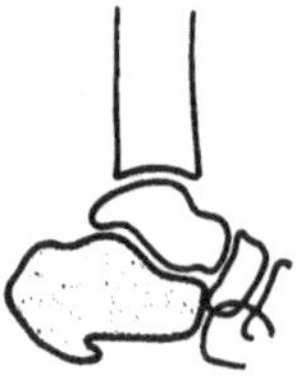

Abb. 17: Fersensporn

Ätiologie und Pathogenese:
Spornartige Exostose mit Sehnen- bzw. Muskelansatzschmerzen.

Klinisches Bild:
Lokale Schmerzen bei Belastung.

Orthopädischer Röntgenbefund:
Knochensporn.

Differentialdiagnose:
Bursitis und andere Entzündungen. Tumoren.

Behandlung:
Infiltration mit Procain und Cortison. Entlastende Einlage. Operative Entfernung.

Fibrosarkom

Ätiologie und Pathogenese:
Sarkomatös entartetes Fibrom. Histologisch überwiegen die Spindelzellen.

Klinisches Bild:
Keine Geschlechtsbevorzugung. Seltenes Vorkommen, vorwiegend im Alter von 30 bis 40 Jahren. Entwickelt sich im Knochenmark. Lokalisation am distalen Femurende sowie proximalen Tibiaanteil und bei seltener periostaler Entwicklung an den kurzen Röhrenknochen oder platten Knochen. Tastbarer Tumor. Periostdehnungsschmerz. Lungenmetastasen. Mortalität innerhalb von 5 Jahren 70 %.
Auch sekundäre Fibrosarkome nach operierten oder bestrahlten Tumoren.

Orthopädischer Röntgenbefund:
Mottenfraßähnliche Zerstörungsherde mit Corticalisdurchbruch.

Differentialdiagnose:
Fibröse Dysplasie. Fibrome. Osteogenes Sarkom. Riesenzellgeschwülste.

Behandlung:
Probeexzision erforderlich. Resektion. Amputation. Röntgenbestrahlung.

Friedreich'sche Ataxie
(Spinale Heredoataxie)

Ätiologie und Pathogenese:
Erbleiden. Von *Friedreich* 1875 beschrieben. Fortschreitende Atrophie der Hinterstränge, oft auch der Pyramidenbahnen des Rückenmarkes mit Untergang der Markscheiden und Achsenzylinder.

Klinisches Bild:
Beginn im Kindesalter. Störung der Oberflächen- und Tiefensensibilität. Sprachstörungen. Debilität. Nystagmus. Spastische Paresen. Pyramidenbahnzeichen. Cerebellare Koordinationsstörungen. Gangunsicherheit. Klauenhohlfüße. Friedreich-Hand

mit Überstreckung der Fingergrund- und der Handgelenke sowie Beugung der distalen Gelenke. Skoliose. Langsamer über Jahrzehnte gehender Verlauf.

Differentialdiagnose:
Encephalomyelitis. Lues. Spinale Tumoren.

Behandlung:
Beim hochgradigen Hohlfuß subtalare Arthrodese mit Entnahme eines Keiles aus dem Calcaneus. Operation nach Scherb an den Zehen.

Fußrückenhöcker

Ätiologie und Pathogenese:
Randwulstbildung im Bereich der Fußwurzelknochen.

Klinisches Bild:
Höckerbildung mit Schmerzen durch Stiefeldruck.

Behandlung:
Filzring oder gründliche Abmeißelung.

Ganglion
(Überbein)

Ätiologie und Pathogenese:
Umstritten, ob es sich um einen gutartigen Tumor oder Gewebsfehlbildungen handelt.

Befund:
Lokalisation in den meisten Fällen am Handgelenk bei Frauen, ferner in der Kniekehle und im Bereich der Menisci (Meniscuscysten). Seltener bei Männern.

Behandlung:
Intraganglionäre Injektionen von Corticoiden oder Totalexstirpation.

Gauchersche Erkrankung
(Morbus Gaucher)

Ätiologie und Pathogenese:
Erbleiden (dominant und rezessiv). Störung des interzellulären Lipoidstoffwechsels. Erkrankung des reticulo-endothelialen Systems mit vermehrter Cerebrosidspeicherung. Gaucher-Zellen in Milz, Leber und Lymphknoten.

Klinisches Bild:
Beginn mit Hepatosplenomegalie. Später anfallsweise Gelenk- und Knochenschmerzen. Spontanfrakturen durch Knocheninstabilität infolge Gaucher-Zellinfiltration. Braungelbe Hautpigmentationen der Unterschenkel. Anaemie. Prognose der akuten Form infaust, der chronischen weniger bedrohlich. Knochenmarkpunktion oder Lymphknotenbiopsie erforderlich.

Orthopädischer Röntgenbefund:
Osteoporose. Große zystische Aufhellungen in den Diaphysen der langen Röhrenknochen. Flaschenartige Verformungen der langen Röhrenknochen. Beidseitige Schenkelkopfnekrose.

Differentialdiagnose:
Fibröse Knochendysplasie. Hodgkin. Leukaemie. Marmorknochenkrankheit. Osteomyelitis. Spontane Osteonekrosen.

Behandlung:
Röntgenbestrahlung.

Gelenkchondromatose

Ätiologie und Pathogenese:
Entwicklung von hyalinen Knorpelknoten in den Synovialzotten, die verknöchern und abreißen können und so zu freien Gelenkkörpern werden.

Klinisches Bild:
Vorwiegend männliches Geschlecht betroffen. Zuerst Kniegelenk, danach Ellenbogen-, Hüft- und Schultergelenk. Selten polyarticulär. Gelenkgeräusche, Ergüsse, Einklemmungen, Schmerzen, Schwellungen, Reizzustände.

Orthopädischer Röntgenbefund:
Corpora libera, manchmal traubenartig, in fortgeschrittenen Fällen. Arthrographie angeraten.

Differentialdiagnose:
Osteochondrosis dissecans. Synovialom.

Behandlung:
Synovialektomie. Entfernung der freien Gelenkkörper.

Genu recurvatum
(Überstreckbares Kniegelenk)

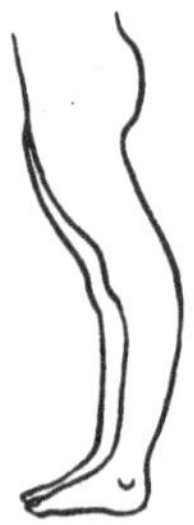

Abb. 18: Genua recurvata

Ätiologie und Pathogenese:
Durch knöcherne oder ligamentäre Veränderungen bedingte Überstreckbarkeit des Kniegelenkes, z. B. bei schlaffen und spastischen Lähmungen, neuropathischer Arthropathie, Beinlängendifferenz, Tumoren. Posttraumatisch nach in Fehlstellung verheilten Frakturen oder Kapselbandapparatverletzungen. Konstitutionsbedingt. Spitzfuß oder bei schweren Hüftbeugekontrakturen auf der anderen Seite kompensatorisch.

Klinisches Bild:
Knieüberstreckung bei Belastung.

Behandlung:
Je nach Ursache symptomatisch. Umstellungsosteotomie. Apparatversorgung.

Genua vara
(O-Beine)

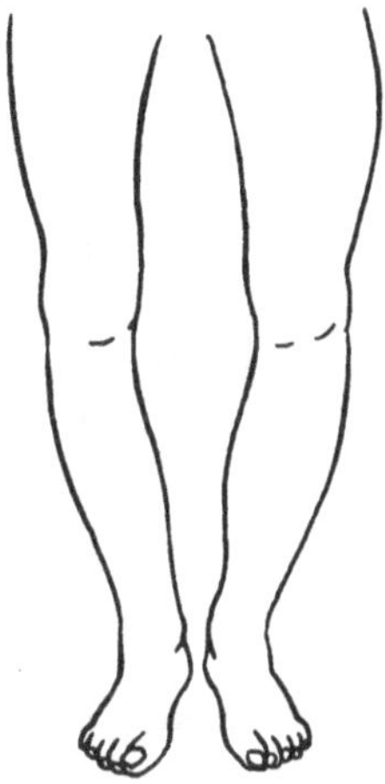

Abb. 19: O-Beine

Ätiologie und Pathogenese:
Bei Kleinkindern meistens durch Rachitis bedingt. Erbliche Form der O-Beine. Tibia vara (*Blount*). Crus varum congenitum. Posttraumatische lähmungsbedingte O-Beine. Durch epiphysennahe Entzündungen, fibröse Knochendysplasie (*Jaffé, Lichtenstein*), Paget, Tabes, Osteoporose, Osteomalacie hervorgerufene O-Beine. Chondrodystrophie, Gonarthrose sowie durch Kontrakturen der benachbarten Gelenke.

Klinisches Bild:
Messung des Knieinnenabstandes in Femurcondylenhöhe beim

Stehen mit geschlossenen parallel stehenden Füßen. O-Stellung im Ober- und Unterschenkelbereich.

Orthopädischer Röntgenbefund:
Orthoradiographie.

Behandlung:
Ursächlich, wo möglich. Einlagen. Krankengymnastik. Standradfahren. Bei hochgradigen Formen Umstellungsosteotomien (AO-Osteosynthese).

Gicht
(Arthritis urica)

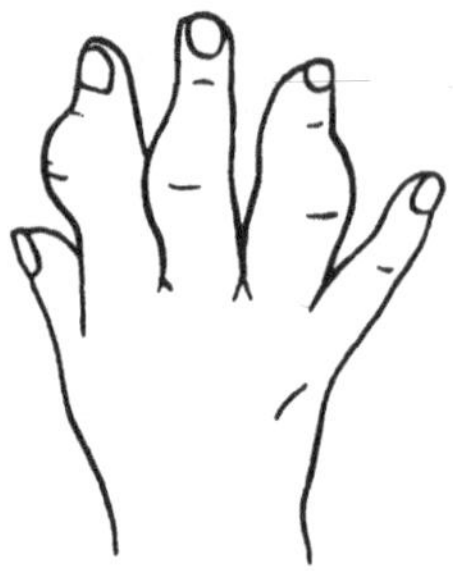

Abb. 20: Gichtknoten der Hand

Ätiologie und Pathogenese:
Erbliche Stoffwechselstörung (Hyperurikaemie), die manchmal schon in der Pubertät besteht. Verminderung der tubulären Harnsäureausscheidung der Nieren und manchmal Harnsäurekristallablagerungen in Gelenkknorpel, Sehnen, Bändern, Haut, Ohrknorpel (Tophi).

Klinisches Bild:
Erster Gichtanfall mit Hitze, Rötung, Schwellung und hochgradigen Schmerzen fast ausschließlich bei Männern über 40 Jahre. Den Anfall auslösende Faktoren sind übermäßige Nahrungsaufnahme, Alkohol, Trauma, Penicillin, Insulin, Quecksilberdiuretica, Leberextrakte. Lokalisation besonders im

Großzehengrundgelenk, ferner in den Metatarsophalangealgelenken, Interphalangealgelenken, Wirbelsäulengelenken und im Kniegelenk. Hyperurikaemie (Männer über 7 mg⁰/₀, Frauen über 6 mg⁰/₀). Neigung zur vorzeitigen Atherosklerose (Apoplexie, Herzinfarkt). Gefahr der Gichtniere mit Uraemie.

Orthopädischer Röntgenbefund:
Wie ausgestanzt aussehende subchondrale rundliche Aufhellungen (Marktophi).

Differentialdiagnose:
Heberden'sche Knoten. Gelenkrheuma. Gonorrhoearthritis. Gelenktuberkulose. Endangiitis obliterans. Gelenkchondromatose.

Behandlung:
Beim Gichtanfall Delta-Butazolidin, Colchicum und Salicylate sowie Atophan.
Dauermedikation mit Zyloric, Benemid oder Anturano. Uralyt. Purinarme Diät. Gewichtsabnahme. Bewegungstherapie.

Gonarthrose
(Arthrosis deformans des Kniegelenkes)

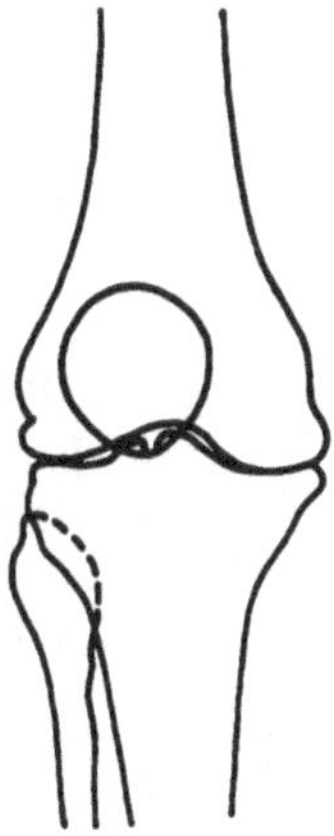

Abb. 21: Gonarthrose

Ätiologie und Pathogenese:

Störung des Gleichgewichts des Gelenkknorpels zwischen Belastung und Belastbarkeit. Hormonelle Störungen. Formabweichungen. Erbkrankheiten. Stoffwechselanomalien. Geschlechtskrankheiten. Neuropathische und posttraumatische Veränderungen. Rheumatische Erkrankungen. Entzündungen jeglicher Genese. Erkrankungen der benachbarten Gelenke. Blutungen. Störung der Durchblutung und der Statik.

Klinisches Bild:

Steifheitsgefühl im Kniegelenk nach Ruhe. Initialschmerz. Belastungsschmerzen, besonders beim Bergabwärts- oder Treppabwärtsgehen. Druckschmerz am medialen Kniegelenkspalt. Bewegungseinschränkung. Schwellung. Kapselverdickung. Muskelatrophie leichten Grades. Reizergüsse durch Gelenkinkongruenz und Zelldetritus infolge Abrieb. Muskelverkrampfung. Beugekontraktur.

Orthopädischer Röntgenbefund:

Randwulstbildungen. Verengung des sogenannten Gelenkspaltes. Subchondrale Sklerosierungen. Geröllzysten. Kreuzbandhöckerverplumpung. Femurcondylenentrundung.

Differentialdiagnose:

Gicht. Lues. Morbus Neisser. Rheuma. Tuberkulose. Tumoren.

Behandlung: (konservativ)

Gelenkinjektionen (Glucocorticoide, Trasylol, Causat B 12). Kurzwelle. Packungen. Einlagen. Salben. Krankengymnastik. Beschäftigungstherapie. Thermalschwimmen. Standradfahren. Antiphlogistische Medikamente. Kniekappe. Schienenhülsenapparat. Kreppsohlenschuhe. Gehstock. Gewichtsabnahme.
(operativ)
Umstellungsosteotomie. Meniscusexstirpation. Synovialektomie. Arthrodese. Endoprothesen (Schlittenprothese, Young, Walldius, Buchholz).

Gonitis tuberculosa
(Kniegelenktuberkulose)

Ätiologie und Pathogenese:
Dritthäufigste Manifestation der Tuberkulose an Gelenken.

Klinisches Bild:
Hydrops, Fungus, Pyarthros. Erhebliche Muskelatrophie bei spindelförmiger Kniegelenkauftreibung (Tumor albus). Lokale Schmerzen. Beugekontraktur. Fistelbildung in Einzelfällen.

Orthopädischer Röntgenbefund:
Diffuse Knochenatrophie. Verwaschene Knochenkonturen. Verengung des sogenannten Gelenkspalts. Später Herde in Gelenkspaltnähe.

Differentialdiagnose:
Arthritis urica. Entzündungen. Blutergelenk. Gelenkchondromatose. Chronische Polyarthritis. Spondylitis ankylopoetica. Tabes.

Behandlung:
Im Kindesalter konservativ mit Gipsverband und Punktion sowie Chemotherapie. Beim Erwachsenen mit Synovialektomie bei synovialen Formen, ansonsten Herdausräumung und Gelenkresektion.

Gürtelrose
(Herpes zoster, Zoster)

Ätiologie und Pathogenese:
Zostervirus (*Paschen*).

Klinisches Bild:
Segmentale Ausbreitung. Lokales Hautbrennen. Vasculitis. Zosterbläschen. Narbige Ausheilung. Neuralgien auch nach Abheilung des akuten Stadiums.

Behandlung:
Symptomatisch. Vitamin B 12 in hohen Dosen. Novocainblockaden der betroffenen Segmente. Später Kurzwellendurchflutungen.

Habituelle Patellaluxation
(Habituelle Kniescheibenverrenkung)

Ätiologie und Pathogenese:
Anlagebedingte Dysplasie des Patellagleitlagers, der Bänder und Muskeln. In seltenen Fällen posttraumatisch bedingt.

Klinisches Bild:
Subluxation oder Luxation der Patella. Überwiegend bei Mädchen und meistens nach außen, selten nach innen bei der Kniebeugung. Patellahochstand in Einzelfällen. Häufig Doppelseitigkeit. Schlaffer Kapselbandapparat.

Orthopädischer Röntgenbefund:
Abflachung des äußeren Oberschenkelknorrens, auf Spezialaufnahmen darstellbar. Hypoplasie der Patella. X-Beine. Torsion des unteren Femurendes.

Differentialdiagnose:
Traumatische Patellaluxation.

Behandlung:
Operation nach Ali Krogius und Roux. Supracondyläre Rotationsosteotomie. Bei Patellahochstand Zügelung nach Pitzen.

Habituelle Schulterluxation

Ätiologie und Pathogenese:
Fast in allen Fällen posttraumatisch entstanden. Etwa 10 % erbliche Dysplasie von Humeruskopf und Schulterpfanne (Miß-

verhältnis zwischen Humeruskopf und Pfanne) oder Schwäche des Kapselbandapparates und der Muskulatur.

Klinisches Bild:

Häufig Männer zwischen dem 20. und 30. Lebensjahr. Verrenkung des Humeruskopfes nach vorn unten, selten nach hinten. Entsprechend fühlbarer Humeruskopf sowie leere Pfanne. Schmerzhaft fixierte Fehlstellung des Oberarmes.

Orthopädischer Röntgenbefund:

Dysplasie der das Schultergelenk bildenden knöchernen Anteile oder Fraktur- bzw. Luxationsfolge. Teilweise auch erst durch Arthrographie darstellbar.

Behandlung:

Verschiedene operative Verfahren, wie die Operation nach Eden-Hybinette (modifiziert nach M. Lange) oder nach Putti-Platt bzw. Bankart. Postoperativer Thoraxabduktionsgips für 4 Wochen (60° Abduktion, 40° Vorhalte). Krankengymnastik. Sportverbot für 6 Monate.

Hackenfuß (angeboren)

Ätiologie und Pathogenese:

Seltene angeborene Kontraktur, wahrscheinlich erbliche Muskelgleichgewichtsstörung.

Klinisches Bild:

Unmöglichkeit der Plantarflektion des Fußes. Oft zusätzlich leichte Pronationskontraktur.

Behandlung:

Gipsverband in Spitzfußstellung für 14 Tage, dann Nachtschienen (Hinterschiene).

Hackenfuß (erworben)

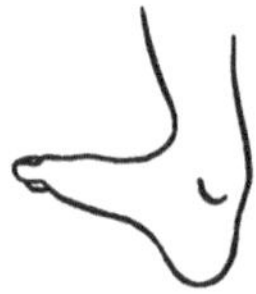

Abb. 22: Hackenfuß

Ätiologie und Pathogenese:
Nach Achillessehnendurchtrennung. Durch Störung des Muskelgleichgewichtes.

Klinisches Bild:
Dorsalflektion des Fußes abnorm stark möglich. Hohlfußkomponente zusätzlich. Steile Aufrichtung des Fersenbeines.

Differentialdiagnose:
Angeborener Hackenfuß.

Behandlung:
Verlagerung der Sehne des M. peronaeus longus durch eine Rille im Tuber calcanei (von Bayer) oder Keilosteotomie aus dem Fersenbein. Arthrorise. Arthrodese.

Haemangiome
(Knochenhaemangiome)

Ätiologie und Pathogenese:
Meistens solitäre gutartige Knochengeschwülste in Form von Gefäßerweiterungen mit Reduktion der Knochenbälkchen (capilläre und cavernöse Form).

Klinisches Bild:
Meistens klinisch stumm und Zufallsbefund bei der Röntgenuntersuchung. Lokalisation der cavernösen Form in der Wirbel-

säule und der capillären Form in platten Knochen und den Metaphysen der langen Röhrenknochen, auch Schädel und Rippen sind betroffen. Spontanfrakturen sind sehr selten.

Orthopädischer Röntgenbefund:
Wabige Struktur in den Wirbelkörpern oder im Schädelknochen. Knochenauftreibungen.

Differentialdiagnose:
Carcinommetastase. Echinokokken. Enchondrome. Knochencyste. Osteochondrom. Osteom. Paget. Plasmocytom. Riesenzellengeschwulst.

Behandlung:
Röntgentiefenbestrahlung, auch vor evtl. erforderlicher Operation zur Gefäßobliteration.

Hallux flexus

Ätiologie und Pathogenese:
Durch Störung der Muskelfunktion entstehend, immer mit starker Fußlängsgewölbeabflachung verbunden.

Klinisches Bild:
Beugekontraktur des Großzehengrundgelenkes.

Behandlung:
Operation nach Brandes.

Hallux rigidus

Ätiologie und Pathogenese:
Arthrosis deformans im Großzehengrundgelenk, teilweise posttraumatisch entstehend.

Klinisches Bild:
Fibröse Versteifung des Großzehengrundgelenkes. Fußabrollung ist schmerzhaft behindert.

Orthopädischer Röntgenbefund:
Einengung des sogenannten Gelenkspaltes des Großzehengrundgelenkes.

Differentialdiagnose:
Arthritis urica. Tuberkulose. Tumoren.

Behandlung:
Operation nach Brandes (²/₃-Resektion der Basis des Großzehengrundgliedes).

Hallux valgus

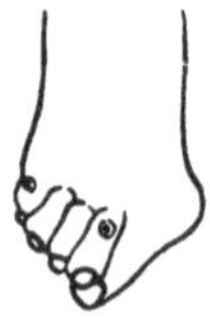

Abb. 23: Hallux valgus

Ätiologie und Pathogenese:
Familiäre Veranlagung. Erbliche Schwäche des M. abductor hallucis. Immer mit Spreizfuß vergesellschaftet, der die Voraussetzung für die Entstehung des Hallux valgus ist. Die Schuhform kann nur für die Verschlimmerung des anlagebedingten Leidens verantwortlich gemacht werden.

Klinisches Bild:
Vorwiegend Frauen betroffen. X-Stellung der Großzehe mit Ballenbildung im Grundgelenk. Dadurch Lateralisierung der Großzehenstrecksehne und Wegdrücken der übrigen Zehen, die verlagert werden. Subluxation im Großzehengrundgelenk. Durch Schuhdruck Bursitis, die dann die Schmerzen verursacht.

Orthopädischer Röntgenbefund:
Fehlstellung der Großzehe. Randwülste und Subluxation im Großzehengrundgelenk.

Differentialdiagnose:
Arthritis urica. Polyarthritis.

Behandlung:
Operation nach Brandes ($^2/_3$-Resektion der Basis des Großzehengrundgliedes mit Abschlagen der Exostose sowie Einschlagen eines Weichteillappens, Medialisierung der Großzehenstrecksehne, Kirschnerdrahtfixation). Später Einlagenversorgung und Nachtschiene (Thomsen). Krankengymnastik. Schuhe, die den Zehen genügend Raum geben.

Halsrippe
(Skalenussyndrom, Costoclavicularsyndrom)

Ätiologie und Pathogenese:
Angeborene Fehlbildung. Mechanische Irritation des Plexus brachialis und der Arteria subclavia.

Klinisches Bild:
Viele Halsrippen sind symptomfrei. Druckschmerz im Skalenusbereich. Brustschmerz. Schmerzen an der Ulnarseite von Hand und Unterarm. Hypaesthesie und Blässe der Hand. Pulsveränderungen beim Heben des Armes. Meistens junge Frauen oder Mädchen betroffen. Elektromyographischer Nachweis.

Orthopädischer Röntgenbefund:
Einseitige oder beiderseitige Halsrippe, mehr oder minder stark ausgeprägt.

Differentialdiagnose:
Cervicalsyndrom. Tumor im HWS-Bereich.

Behandlung:
Nur in Ausnahmefällen bei eindeutiger Symptomatik durch Entfernung der Halsrippe.

Haltungsfehler

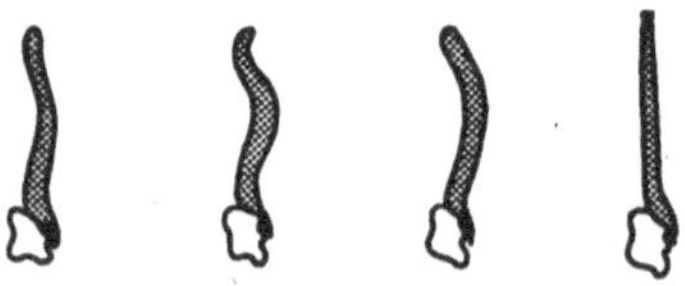

normaler Rücken hohlrunder Rücken totalrunder Rücken flacher Rücken

Abb. 24: Rückenformen

Ätiologie und Pathogenese:
Die Haltung des Menschen ist artbedingt und ererbt. Sie ist durch exogene und endogene Einflüsse modifizierbar. Nach *Sherrington* ist das Haltungsmuster zentral bedingt.

Klinisches Bild:
Die schlechte Haltung ist eine Übertreibung oder ein Verfall des normalen Haltungstyps. *Staffel* unterscheidet vier normale Haltungstypen (Normalrücken, hohlrunder Rücken, totalrunder Rücken, Flachrücken). Beim Stehen und Gehen ist der Körper stets in einem labilen Gleichgewicht, das durch die Muskulatur stabilisiert werden muß (Haltefunktion der Muskulatur). Daß nicht allein die Muskulatur für die Haltung zuständig ist, sieht man an der schlechten Haltung vieler Leistungssportler. Diskrepanz zwischen Skelettwachstum und Muskulatur sowie Bandapparat. Einseitige Lebensform (z. B. stundenlanges Sitzen in der Schule, vor dem Fernseher, bei den Schularbeiten, später im Büro). 20 % bei der Einschulung, 50 % nach Schulabschluß zeigen eine schlechte Haltung. Haltungsschäden bei Blinden und Imbezillen. Haltungsfehler aktiv ausgleichbar, Haltungsschaden nicht aktiv ausgleichbar.

Orthopädischer Röntgenbefund:
Zum Ausschluß einer Skoliose oder einer Scheuermann'schen Erkrankung erforderlich.

Behandlung:
Rückenschwimmen, Kraulen, Reiten, Tanzen, Vermeidung einseitiger Belastung (z. B. stundenlanges Sitzen), harte Matratze, Beschäftigungstherapie, Krafttraining, Krankengymnastik nach Kabat mit Komplexbewegungen.

Hammerzehe
(Digitus malleus)

Ätiologie und Pathogenese:
Durch Störung des Muskelgleichgewichtes zwischen Beuge- und Streckmuskulatur der Zehe beim Senkspreizfuß bedingt. Oft kombiniert mit der Krallenzehe.

Klinisches Bild:
Beugekontraktur des Zehenendgelenkes bei Überstreckung des Zehengrundgelenkes, teilweise mit Subluxation oder Luxation der Zehe nach dorsal im Zehengrundgelenk und schmerzhafter Schwielenbildung durch Schuhdruck (Clavus, Hühnerauge).

Behandlung:
Konservativ mit Filzklebering oder Gummipolster wo keine Operation möglich, ansonsten Operation nach *Hohmann.*

Handrückenoedem
(Chronisch traumatisches Handrückenoedem)

Ätiologie und Pathogenese:
Fast immer Artefakt (*Reischauer*) durch Klopfen des Handrückens und Stauung am Unterarm.

Klinisches Bild:

Nicht entzündliche derb elastische Schwellung des Handrückens. Die Schwellung ist unerklärlich schwer therapeutisch beeinflußbar oder chronisch rezidivierend. Meistens Männer jenseits der 40-Jahres-Grenze. Niemals Kinder.

Orthopädischer Röntgenbefund:

Anfangs unauffällig. Später leichte Knochenatrophie, weitgehend durch Sekundärstrahlenwirkung des Oedems bedingt.

Differentialdiagnose:

Entzündung (Erysipel, Phlegmone, Thrombophlebitis, Tuberkulose), Frakturen, Haematome, Lunatummalacie, Luxationen, Navicularpseudarthrose, Rückflußstörung durch Narben, Sudeck, Syringomyelie, Tumoren.

Behandlung:

Immer klinisch zwecks Unterbindung der zur Oedembildung erforderlichen Manipulationen durch den Betroffenen sowie zum Ausschluß anderer Leiden.

Hand-Schüller-Christian'sche Erkrankung

Ätiologie und Pathogenese:

Störung des Lipoidstoffwechsels. Infektiöse Genese wird diskutiert. Schaumzellspeicherung. Reticuloendotheliose (*Hellner*).

Klinisches Bild:

Diabetes insipidus, Landkartenschädel, Exophthalmus. Frühsymptom ist die Otitis media und die Mastoiditis. Spontanfrakturen. Zahnlockerungen. Granulome der Haut und Schleimhaut. Hepatosplenomegalie. Lymphknotentumoren. Anaemie. Lungenherde. Rechts-Herzinsuffizienz. Stammfettsucht. Sexueller Infantilismus. Kleinwuchs. Weitgehend gutartig. Vorwiegend männliche Kinder zwischen dem 3. und 5. Lebensjahr sowie Jugendliche. Hypocholesterinaemie.

Orthopädischer Röntgenbefund:

Große landkartenähnliche, später zusammenfließende Schädelherde. Herdbildung auch in Becken, Rippen, Kiefer.

Differentialdiagnose:

Knochencysten. Lungentuberkulose. Plasmocytom. Sarkom.

Behandlung:

Röntgenbestrahlung. Prednisongaben. Operative Ausräumung.

Heberden'sche Knoten

Ätiologie und Pathogenese:

Erbleiden. Familiär gehäuft vorkommende degenerative Erkrankung der End- und Mittelgelenke der Finger beider Hände.

Klinisches Bild:

Fast ausschließlich Frauen nach der Menopause. Knotenförmige Verdickungen der Fingerend- und -mittelgelenke. Symmetrischer Befall.

Orthopädischer Röntgenbefund:

Verschmälerung des röntgenologischen Gelenkspaltes und Deformierung der gelenkbildenden Anteile.

Differentialdiagnose:

Arthritis urica. Chronische Polyarthritis.

Behandlung:

Symptomatisch.

Hodgkin

(Hodgkin'sche Krankheit, Lymphogranulomatose)

Ätiologie und Pathogenese:

Neoplastische Systemerkrankung des lymphatischen Systems. Streitfrage, ob maligne Lymphknotentumoren oder Viruserkrankung. Ausgehend von Lymphknoten im Brust- und Bauchraum. Haematogenes oder direktes Übergreifen in Lymphknoten, Milz, Leber, Knochen. Typisches Granulationsgewebe mit Lymphozyten, Sternberg'schen Riesenzellen, Reticulumzellen.

Klinisches Bild:

Nur die chronische Verlaufsform macht Knochenabsiedlungen. Lokalisation in Wirbelsäule, Becken, Sternum, Rippen, Extremitätenknochen. Männer häufiger. Betroffen ist das 30. bis 50. Lebensjahr. Aber auch frühere oder spätere Manifestation möglich. Bei Beginn oft Schmerzen. Hochfieberhafte Perioden. Nachtschweiß. Pruritus. Hohe BSR. Anaemie. Leukozytose. Serum-Eisen-Erniedrigung. α_2 Globulinvermehrung.

Orthopädischer Röntgenbefund:

Osteolytische Herde im Markraum. Knochen sieht wie zernagt aus. Periostverdickung.

Differentialdiagnose:

Carcinommetastasen. Knochentuberkulose. Osteogenes Sarkom. Paget. Riesenzelltumor.

Diagnostik:

Lymphographie. Scintigraphie. Angiographie. Knochenmarkbiopsie. Probeexzision. Lymphknotenentfernung.

Behandlung:

Da sehr strahlenempfindlich, Kobaltbombenbestrahlung oder

Röntgenbestrahlung. Cytostatica. Rezidivneigung. Im Frühstadium heilbar, ansonsten tödlicher Verlauf innerhalb von 4 bis 10 Jahren.

Hohlfuß

(Pes excavatus)

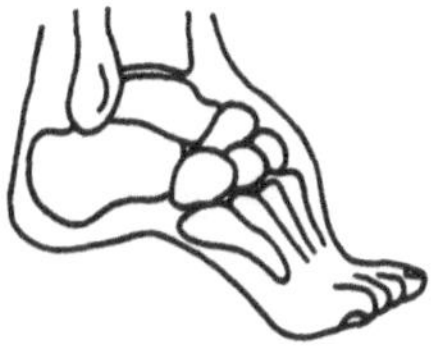

Abb. 25: Hohlfuß

Ätiologie und Pathogenese:

Teils endogen (idiopathisch), teils exogen (sekundäre Hohlfüße bei Rhachischisis, spastischen Lähmungen, Poliomyelitis, Friedreich'scher Ataxie etc.). Störung des Muskelgleichgewichtes.

Klinisches Bild:

Erst mit 6 bis 7 Jahren sichtbar. Fuß verkürzt, Ferse varisiert und supiniert, Vorfuß proniert, Krallenzehen (Ballenhohlfuß, Hackenhohlfuß). Gewölbescheitel am Talushals oder Naviculare.

Orthopädischer Röntgenbefund:

Gestreckter Verlauf des V. Strahles. Rückverlagertes Längsgewölbe.

Behandlung:

Teilexzision der Plantaraponeurose. Operation nach Scherb. Keilresektion. Ablösung der kurzen Fußsohlenmuskeln am Calcaneus. Kapseleröffnung im Bereich des Chopart'schen und Lisfranc'schen Gelenkes.

Hüftlendenstrecksteife

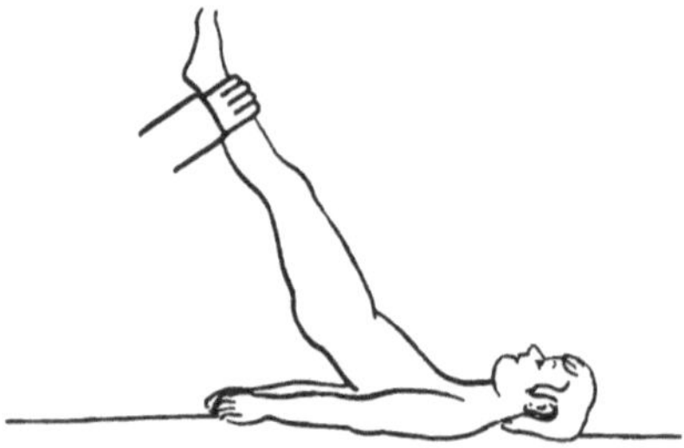

Abb. 26: Hüftlendenstrecksteife

Ätiologie und Pathogenese:
Bandscheibenprolaps, Caudatumor, Osteomyelitis, Entzündungen, Traumafolgen.

Klinisches Bild:
Bei gestreckten Kniegelenken läßt sich der Patient wie ein Brett hochheben. Kreuzschmerzen. Betroffen sind Jugendliche. Die Hüftgelenke können bei gestreckten Kniegelenken nicht gebeugt werden.

Behandlung:
Je nach Ursache des Symptomenbildes.

Hühnerbrust
(Pectus carinatum, Kielbrust)

Ätiologie und Pathogenese:
Rachitische Genese und Hemmungsmißbildung werden diskutiert. Familiäre Häufigkeit.

Klinisches Bild:
Symmetrische kielförmige Vortreibung der vorderen Brustwand und des Brustbeines.

Behandlung:
Training der Brustkorbatmung, manchmal Federpelotte.

Idiopathische Schenkelkopfnekrose

Ätiologie und Pathogenese:
Spontane Partialnekrose des Schenkelkopfes unklarer Genese.

Klinisches Bild:
Meistens Männer (Verhältnis 4 : 1) im Alter von 30 bis 60 Jahren. 50 % mit späterem Befall der anderen Seite. Belastungsschmerzen im Hüftgelenk mit Knieausstrahlung. Konzentrische Bewegungseinschränkung. Beugekontraktur im Hüftgelenk.

Orthopädischer Röntgenbefund:
Stufenbildung des Schenkelkopfes in Pfannenerkerhöhe sowie Strukturverdichtung des Schenkelkopfes.

Differentialdiagnose:
Steroidhüfte. Posttraumatische Veränderungen. Tuberkulose. Osteomyelitis. Polyarthritis. Tumoren. Caissonkrankheit. Enchondrale Dysostose. Osteochondrosis dissecans. Gelenkchondromatose. Coxarthrose.

Behandlung:
Adduktionsosteotomie nach Pauwels. Voss'sche Hängehüfte. Totalendoprothese.

Illiitis condensans

Ätiologie und Pathogenese:
Umstrittene Meinungen: Entzündlich, rheumatisch oder durch Schwangerschaft bedingt.

Klinisches Bild:
Rückenschmerzen. Sklerosierung der Articularportion des Os ilium.

Orthopädischer Röntgenbefund:
Dreieckförmige Sklerose im caudalen Teil des Iliosacralgelenkes.

Differentialdiagnose:
Arthrosis deformans. Osteomyelitis, Tuberkulose.

Behandlung:
Lokale Cortisoninjektionen. Röntgentiefenbestrahlungen.

Infantile Cerebralparese
(Frühkindliche Hirnschädigung, spastische Kinderlähmung, Little'sche Erkrankung)

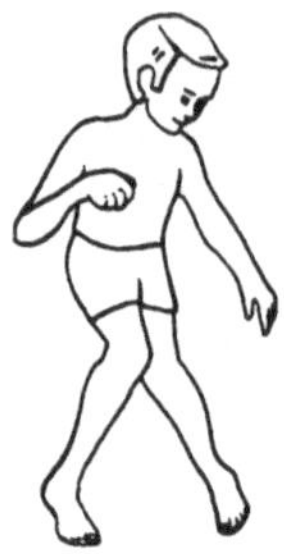

Abb. 27: Gangbild eines Spastikers

Ätiologie und Pathogenese:
Schädigung des Hirns während seiner Reifungszeit. Praenatale (20—25 %), natale (50—70 %), postnatale (10—15 %) Ursachen, wie Embryo- und Fetopathien durch Viren. Erythroblastose bei ABO- oder Rh-Inkompatibilität. Medikamentenabusus in der Frühschwangerschaft. Sauerstoffmangel durch Placentainsuffizienz. Hirnblutungen. Wehenschwäche. Krampfwehen. Fruchtwasseraspiration. Nabelschnurumschlingung. Blutdruckschwankungen der Mutter. Schwangerschaftsnephropathie. Kaiserschnitt, Zangengeburt. Sturzgeburt. Encephalitis. Meningitis. Ernährungsstörungen mit Hirnoedem. Vergiftungen. Es resultieren organische oder funktionelle Hirnstörungen.

Klinisches Bild:

Keine Progredienz des Hirnschadens, sondern nur der peripheren Symptomatik. Störung des Muskeltonus. Störung der Koordination. Lähmungsformen: Hemiparese, Tetraplegie, Diplegie (mit stärkerem Unterschied der beiden Körperhälften), Paraplegie (untere Extremitäten), Monoplegie.

Lähmungstyp: Vorwiegend pyramidaler-, extrapyramidaler-, ataktischer Typ.

Pyramidaler Typ: Schädigung der motorischen Rindenregion, der inneren Kapsel und der Pyramidenbahn. Der pyramidale Typ ist der eigentliche Spastiker. Beim Spastiker kommt es durch Störung der reziproken Innervation (*Sherrington*) zur gleichzeitigen pathologischen Kontraktion von Agonisten und Antagonisten der Muskulatur, somit zur Bewegungsstarre. Es besteht ferner ein ständiger Alarmzustand der Gamma-Motoneurone, damit sind Haltung und Bewegung im Wachzustand ständig gestört. Die Sehnenreflexe sind gesteigert, sofern überhaupt bei der Bewegungsstarre auslösbar. Spontanbabinski. Fußkloni. Anfangs Ausbildung von Reflexkontrakturen (durch ständige Überdehnung der Antagonisten), die allmählich in echte Kontrakturen übergehen. Spitzfußkontraktur. Kniebeugekontraktur. Hüftbeuge- und -abspreizkontraktur. Innenrotationskontraktur. Hüftluxation und Adduktionskontraktur. Skoliose.

Bei Hemiparese Adduktionskontraktur der Schulter, Flektions-Pronationskontraktur der Hand. Vertrackte Stellung der Finger. Sprachstörung. Strabismus. Leichte Debilität.

Extrapyramidaler Typ (hyperkinetisch, hypokinetisch, dystonisch): Überschießende nicht zügelbare Bewegungen. Ständige Bewegungsunruhe im Wachzustand. Grimassieren. Rigor (Zahnradphänomen bei passiven Bewegungen). Keine Kontrakturen. Gleichgewichtsstörungen. Kloßige skandierende Sprache. Strabismus. Intelligenz meistens normal im Gegensatz zum skurrilen Erscheinungsbild. Hypotone Form (Froschkind, Floppykind) mit Bewegungsarmut (adynamisch).

Ataktischer Typ: Auffälliges Gangbild und Überwiegen der Koordinationsstörungen.

Frühdiagnose: Meistens erst mit 4 bis 6 Monaten möglich, selten nach der Geburt. Grundlage der Frühdiagnose ist das Wissen über die normale Entwicklung und Haltung sowie das Reflexverhalten des Säuglings und Kleinkindes im ersten Lebensjahr. Das Neugeborene wird von den *spinalen* Reflexen gesteuert, das heißt alle Beuger und Strecker sind gleichgeschaltet (generalisierter Beuge- und Streckreflex).

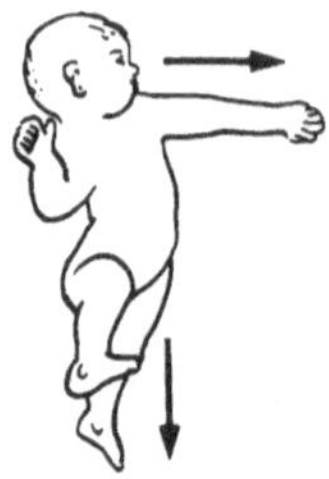

Abb. 28: Fechterstellung

Ab 2. Lebensmonat überwiegen die *Stammhirnreflexe* (= tonische Haltungsreflexe). Das sind der ASN (asymmetrischer tonischer Nackenreflex) mit der Fechterstellung, der STN (symmetrischer tonischer Nackenreflex) mit Beugung der Arme und Streckung der Beine bei passiver Kopfbeugung sowie Armstreckung und Beinbeugung bei Kopfnackenlage und der TL (tonische Labyrinthreflex) mit Tonusverstärkung der Streckmuskulatur bei Beugung des Ellenbogen- oder Kniegelenks in Rückenlage.

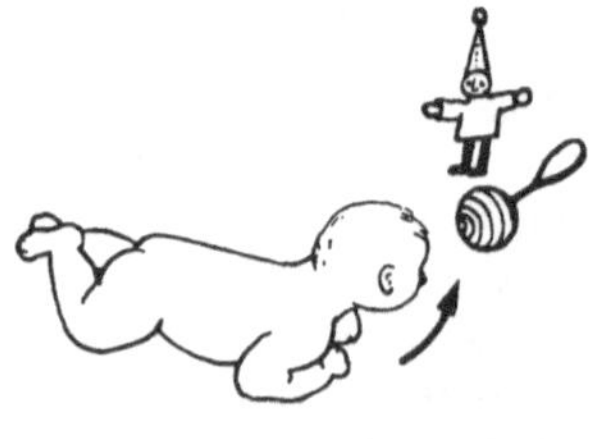

Abb. 29: Optische und akustische Stellreflexe

Mit 6 bis 8 Monaten überwiegen die *Mittelhirnreflexe* (Stellreflexe nach *Magnus*): Labyrinthstellreflex (Orientierung des

Kopfes im Raum). Körperstellreflex (bei Drehung des Kopfes zur Seite folgt der Körper schraubenförmig mit dem Schultergürtel und danach mit dem Becken, im Gegensatz zu dem schon bei der Geburt vorhandenen Halsstellreflex, wo der Körper dem Kopf en bloc folgt). Optische und akustische Stellreflexe (die bereits mit 2 Monaten auftreten). Mit etwa 6 Monaten treten noch automatische Reaktionen auf, wie die Sprungbereitschaft (bei Vorneigen des Kindes auf den Unter-

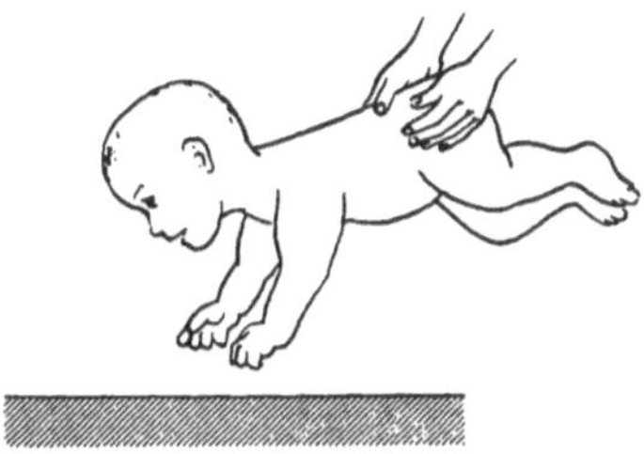

Abb. 30: Sprungbereitschaft

suchungstisch mit dem Kopf voran, Ausstrecken der Arme) und die Landau-Reaktion (Segelfliegerstellung beim Hochheben

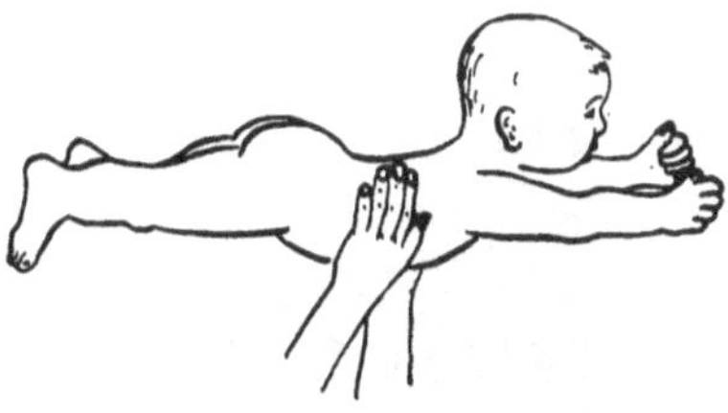

Abb. 31: Landaureaktion

des Kindes frei in die Luft mit dem Bauch nach unten). Die Moro-Reaktion (Schreckreaktion mit Spontanstreckung der Extremitäten) verschwindet dagegen allmählich bis zum 12. Lebensmonat. Wesentliche Abweichungen im normalen Verlauf oder eine Asymmetrie der Körperhälften bei der Entwicklung und im Reflexverhalten sind pathologisch zu werten.

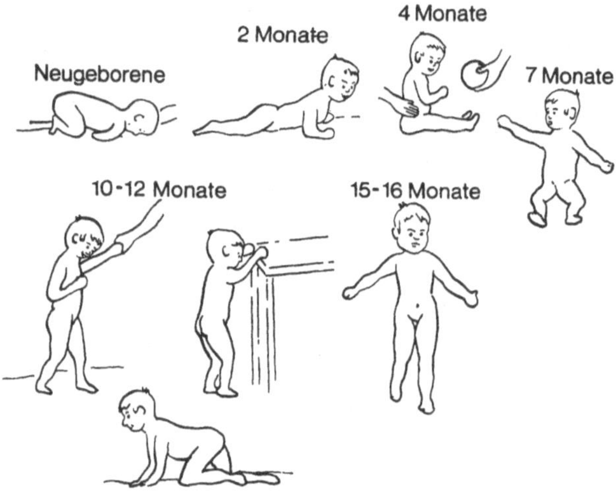

Abb. 32 a: Entwicklungsschema des Kleinkindes

Differentialdiagnose:

Friedreich'sche Ataxie. Leukodystrophie. Myotonia congenita. Spastische Spinalparalyse. 18-Trisomie-Syndrom.

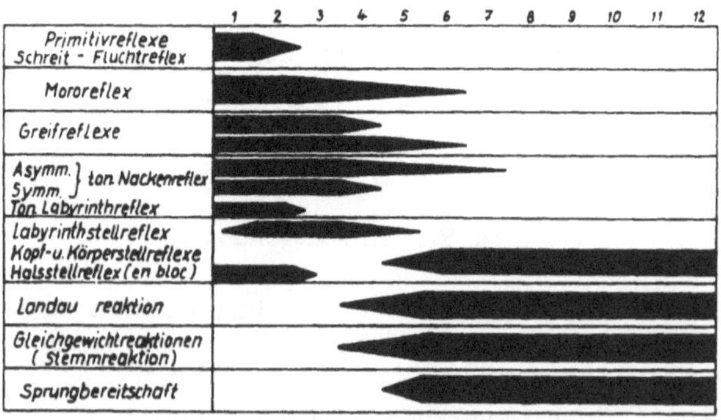

Abb. 32 b: Reflexverhalten u. Gleichgewichtsreaktion im 1. Lebensjahr

Behandlung:
Frühbehandlung ist notwendig, um in das noch undifferenzierte Hirn Bewegungs- und Haltungsmuster sowie Ersatzbahnen einzuprägen. Ferner sollen unphysiologische primitive Bewegungsmuster verhindert werden. Behandlungsmethoden in Deutschland nach *Bobath* und *Vojta,* im Ausland auch nach *Phelps, Temple-Fay* und *Kabat.*
Operationen:
Sehnenspiegeldurchtrennung nach *Vulpius.* Kniebeugesehnenverlängerung. Adduktorentenotomie. Spinasehnenablösung. Stereotaktische Operationen. Hemispärektomie (u. a.).

Kamptodaktylie

Ätiologie und Pathogenese:
Erbleiden. Angeborene Mißbildung.
Klinisches Bild:
Meistens doppelseitige Beugekontraktur der Fingermittelgelenke, teilweise mit volarer Flügelfellbildung (5. bis 2. Finger).

Differentialdiagnose:
Dupuytren.

Behandlung:
Krankengymnastik. Beschäftigungstherapie. Korrekturschienchen. Manchmal Gelenkkapselinzision und Verkürzungsosteotomien der Grundglieder.

Kienböck
(Kienböck'sche Erkrankung, Lunatummalacie)

Ätiologie und Pathogenese:
Ererbte Disposition zur aseptischen Nekrose des Os lunatum bei Überlastung (daher fast ausschließlich Handwerker mit

entsprechender Belastung und rechtsseitiger Befall). Posttraumatische Entstehung möglich.

Klinisches Bild:
Männer mit 30 bis 40 Jahren. Lokale Schmerzen bei Belastung, Druck sowie beim Faustschluß. Leichte Schwellung im Bereich der Handwurzel. Bewegungseinschränkung.

Orthopädischer Röntgenbefund:
Fissur, Verbreiterung des Gelenkspaltes um das Os lunatum herum. Verdichtung der Knochenstruktur. Sinterung und Zerfall des Knochens.

Differentialdiagnose:
Entzündungen. Ganglien. Distorsionen. Frakturen. Halswirbelsäulensyndrom. Preßluftschaden. Tumoren.

Behandlung:
Unterarmhandgips. Walklederhülse. Spongiosaeinpflanzung. Arthrodese.

Klinodaktylie

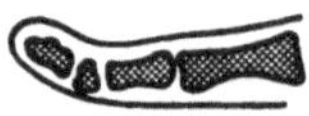

Abb. 33: Klinodaktylie

Ätiologie und Pathogenese:
Brachymesophalangie. Angeborene Fehlbildung einer Phalanx.

Klinisches Bild:
Seitliche Deviation im Endgelenk, vor allem im Daumenbereich oder Kleinfinger, auch an der Großzehe möglich.

Orthopädischer Röntgenbefund:
Überzählige trapezförmige Phalange oder trapezförmig verbildete Phalange bei normaler Phalangenanzahl.

Behandlung:
In Einzelfällen keilförmige Gelenkresektion nach *Iselin* oder Exstirpation bei überzähliger Phalange.

Klippel-Feil'sches Syndrom
(Ossärer Schiefhals)

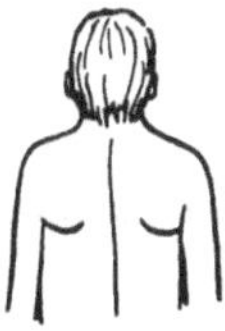

Abb. 34: Kurzhals (Klippel - Feil - Syndrom)

Ätiologie und Pathogenese:
Dominantes Erbleiden. Insuffizienz der Chordasegmente führt zur cervicalen Blockwirbelbildung.

Klinisches Bild:
Auffallend kurzer funktionsbehinderter Hals mit tiefsitzendem Haaransatz. Fehlen des Sternocleidomastoideus-Vorsprunges. Manchmal Kopfschmerzen. Drehschwindel, Erbrechen. Sensibilitätsstörungen. Kombination mit Kamptodaktylie, Taubheit und Herzfehler kommt vor.

Orthopädischer Röntgenbefund:
Cervicale Blockwirbelbildung. Basiläre Impression.

Behandlung:
Symptomatisch, bei Markkompression neurochirurgisch.

Klippel-Trenaunay-Weber-Syndrom

Ätiologie und Pathogenese:
Wachstumsstörung mit partiellem Riesenwuchs. Embryonale Entwicklungsstörung mit Aplasie des Venensystems sowie primäre Störung der sympathischen Ganglien werden diskutiert.

Klinisches Bild:
Hypertrophie von Knochen und Weichteilen eines Bezirkes der unteren Extremitäten, seltener der oberen. Haemangiome. Oberflächliche Venektasien. Arterio-venöse Verbindungen. Neigung zu Keloidnarben.

Differentialdiagnose:
Elephantiasis.

Behandlung:
Längenausgleich der unteren Extremitäten.

Klumpfuß
(Pes equino varus congenitus, angeborener Klumpfuß)

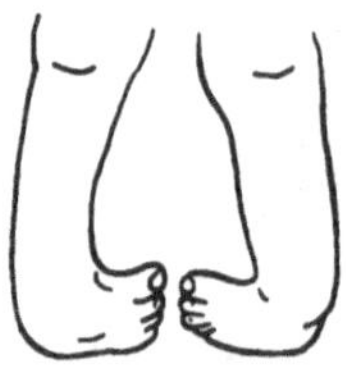

Abb. 35: Klumpfüße

Ätiologie und Pathogenese:
Erbleiden. Zweithäufigste angeborene Mißbildung (2 ♂ : 1 ♀). Störung des Muskelgleichgewichts durch Fehlentwicklung der Muskulatur. Selten Keimschädigung. Sehneninsertionsanomalien.

Klinisches Bild:
Häufigkeit 1 ‰. Das männliche Geschlecht ist bevorzugt. Subluxatio sub talo. Kontraktur in Equinus-, Varus-, Excavatus-, Supinatus-Stellung sowie Vorfußadduktion. Fußrückengänger. Dorsalflektion und Pronation des Fußes sind behindert. X-Knie. 10 % noch andere Mißbildungen.

Orthopädischer Röntgenbefund:

Annähernd paralleler Verlauf der Längsachse von Talus und Calcaneus.

Differentialdiagnose:

Angeborener Tibiadefekt. Arthritis urica. Arthrogryposis. Crus varum congenitum. Gelenkrheuma. Lähmungsklumpfuß. Pes adductus.

Behandlung:

Beginn mit redressierenden Maßnahmen innerhalb von 14 Tagen post partum und Gipsfixation des jeweiligen Resultats in Intervallen von 1 Woche, später 2 bis 3 Wochen. Danach Nachtschienen, Einlagenversorgung (Dreibackensystem). Rezidivgefahr.

Operativ: Achillotenotomie mit dorsaler Kapselöffnung (oberes und unteres Sprunggelenk). Kapselöffnung am inneren Fußrand (Lisfranc und Chopart). Teilexzision der Plantaraponeurose. Sehnenverpflanzungen bei Fehlinsertion (M. tibialis posterior, M. fibularis brevis etc.).

Klumphand

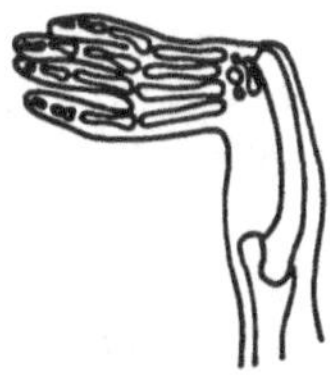

Abb. 36: Klumphand mit Radiusdefekt (Sekundäre Klumphand)

Ätiologie und Pathogenese:

Primäre Klumphand durch angeborene Kontraktur, wie der angeborene Klumpfuß entstehend.

Sekundäre Klumphand durch angeborenen Defekt des Radius oder der Ulna.

Klinisches Bild:
Die primäre Klumphand steht in Varusstellung ohne Knochendefekt.
Die sekundäre Klumphand mit Radiusdefekt, selten Ulnadefekt, auch Partialdefekte hier möglich.

Orthopädischer Röntgenbefund:
Entspricht der Ausprägung der Mißbildung.

Behandlung:
Bei der primären Klumphand manuelle Redressionen, Gipsfixation, Nachtschienchen.
Bei der sekundären Klumphand manuelle Redressionen und nach Wachstumsabschluß Einpflanzung des Unterarmknochens in die Handwurzel.

Klumpke'sche Lähmung
(Untere Plexuslähmung, Geburtslähmung)

Ätiologie und Pathogenese:
Schädigung der distalen Nervenwurzeln des Armplexus (C8 und Th1) unter der Geburt mit Ausfall der vom N. medianus und N. ulnaris versorgten Muskeln.

Klinisches Bild:
Schlaffe Lähmung der Finger und der Hand der betroffenen Seite. Pfötchenstellung der Hand, später Kontraktur.

Behandlung:
Schlechte Prognose. Plexusfreilegung bringt selten Erfolge. Krankengymnastik. Beschäftigungstherapie. Elektrogymnastik. Unterarm-Hand-Schiene.

Knickplattfuß
(Pes plano valgus, Knicksenkfuß, erworbener Plattfuß)

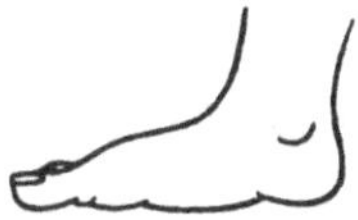

Abb. 37: Plattfuß

Ätiologie und Pathogenese:
Störung des Muskelgleichgewichts als Zivilisationsschaden infolge ererbter Bindegewebsschwäche. Haltungsschwäche, später Haltungsschaden des Fußes. Übergewicht. Rekonvaleszenz.

Klinisches Bild:
Untersuchung im Sitzen, Stehen und Gehen. Abduktionsstellung des Vorfußes. Zweiter Innenknöchel durch medial verspringenden Taluskopf. X-Stellung der Ferse. Lateralisation der Fußplatte. Die Pronatoren des Fußes überwiegen gegenüber den Supinatoren. Erschlaffung des Bandapparates. Abflachung des Längs- und Quergewölbes. Kinder ermüden leicht beim Gehen. Erwachsene haben Schmerzen durch Bänderdehnung. Myogelosen in der Wadenmuskulatur. Schmerzen durch Außenknöcheldruck. Anfangs Knicksenkfuß, wo bei Entlastung noch Fußgewölbe vorhanden ist. Nach Erschlaffung des Bandapparates ist das nicht mehr möglich und somit entsteht ein Knickplattfuß. Das Plattfüßigwerden macht Beschwerden, das Plattfüßigsein nicht mehr. Nachts manchmal Wadenkrämpfe

Orthopädischer Röntgenbefund:
Verstärkte Überkreuzung von Talus und Calcaneus im dorsoplantaren Strahlengang.

Differentialdiagnose:
Angeborener Plattfuß. Köhler II und III. Schaukelfuß (überkorrigierter Klumpfuß).

Behandlung:
Krankengymnastik, Kiestreten, Randeinlagen bei Kindern und

vorn spitz zulaufende Einlagen bei Erwachsenen nach Gipsabguß, Schuhe mit fester Sohle und Gelenk.

Knochencyste (aneurysmatische)

Ätiologie und Pathogenese:
Sonderform der Knochencysten. Gekammerte Hohlräume, die von Endothel ausgekleidet sind. Die Septen bestehen in Spindel- und Riesenzellen.

Klinisches Bild:
Männliches Geschlecht bevorzugt. Geschwulst des Kindesalters und des jugendlichen Erwachsenenalters. Hauptlokalisation sind Wirbelsäule, lange Röhrenknochen, Becken. Leichte lokale Schmerzen und Schwellung.

Orthopädischer Röntgenbefund:
Exzentrisch lokalisierte mehrkammerige seifenblasenähnliche cystische Knochenauftreibungen mit uhrglasartiger Corticalis.

Differentialdiagnose:
Fibröse Knochencyste. Haemangiom. Jugendliche Knochencyste. Osteogenes Sarkom. Riesenzelltumor.

Behandlung:
Ausräumung und Spongiosaauffüllung oder Blockresektion. Selten Rezidive. Maligne Umwandlung nicht bekannt.

Knochencyste (jugendliche)
(Solitäre juvenile Knochencyste)

Ätiologie und Pathogenese:
Hamartomerweichungen nach *Hellner* und *Herzog*. Haematomcysten nach *Pommer*. Solitäre glatt konturierte Hohlräume, die mit Bindegewebe oder Flüssigkeit gefüllt sind (schokoladenbraun). Endothelauskleidung.

Klinisches Bild:
Gutartige solitäre Cysten im Metaphysenbereich von Femur, Humerus und Tibia, überwiegend bei Jungen im 5. bis 14. Lebensjahr. 95 % sind bis zur Spontanfraktur symptomfrei.

Orthopädischer Röntgenbefund:
Oft einkammerige, scharf konturierte längsovale Knochenaufhellungen mit Corticalisverdünnung. Randsklerosen. Keine Periostreaktion. Epiphysenfugen werden nicht überschritten.

Differentialdiagnose:
Aneurysmatische Knochencyste. Chondroblastom. Corticalisosteoid. Echinococcuscyste. Eosinophiles Granulom. Fibröse Knochendysplasie. Plasmocytom. Riesenzelltumor.

Behandlung:
Ausräumung einschließlich der Cystenmembran mit Spongiosaauffüllung. Rezidivneigung.

Knochendysplasie (fibröse)
(Osteofibrosis deformans juvenilis *Uehlinger*)

Ätiologie und Pathogenese:
Lichtenstein vermutet eine Störung des knochenbildenden Mesenchyms. Das knochenbildende Mesenchym ist lokal begrenzt pathologisch verändert (inselartig scharf begrenzt). Systemerkrankung des Knochens.

Klinisches Bild:
Mädchen häufiger. Beginn als Kleinkind. Schwellungen. Gliederschmerzen. Pigmentnaevi. Bei der polyostotischen Form werden mehrere Röhrenknochen, meistens einer Körperhälfte, betroffen (Femur, Tibia, Humerus, aber auch Schädeldach und Gesichtsschädel). Gesteigertes Längenwachstum und Verkrümmung der langen Röhrenknochen. Es gibt auch eine monostotische Form. Neigung zu Spontanfrakturen mit normaler Heilungstendenz. Sarkomatöse Umwandlung selten. Nach Wachstumsabschluß

bleibt der Prozeß stationär! Bei Kombination mit Pubertas praecox und landkartenartigen Café au lait-Flecken als sog. *Albright*-Syndrom.

Orthopädischer Röntgenbefund:
Keulenförmige Auftreibung von Humerus und Tibia. Cystenartige, seifenblasenähnliche Auftreibungen bei engmaschiger Spongiosa. Sklerosierungen.

Differentialdiagnose:
Solitäre Knochencysten. Paget. Ollier. Ostitis fibrosa generalisata Recklinghausen.

Behandlung:
Knochenbiopsie.
Versorgung mit entlastendem Apparat bis zur Pubertät, ansonsten symptomatisch.

Knochenenchondromatose (multiple)
(Dyschondroplasie, chondrale Dysplasie)

Ätiologie und Pathogenese:
Enchondrale Wachstumsstörung nur an knorplig praeformierten Skelettabschnitten auftretend. Sehr häufiges polyostotisches und polytopes Leiden. Generalisierte Erkrankung, nimmt seinen Ausgang von den Epiphysen (Systemerkrankung).

Klinisches Bild:
Lieblingslokalisation an den Hand- und Fußknochen. Langsames Wachstum unter Ausschluß der Endphalangen. Es kommt zu Längenwachstumsstörungen und Achsenabweichungen. Fortsetzung des Tumorwachstums manchmal auch nach Abschluß des Längenwachstums möglich. Selten maligne Entartung.

Orthopädischer Röntgenbefund:
Aufhellungen im Bereich der Metaphysen, meistens in den Fingerknochen. Kalkeinlagerungen.

Differentialdiagnose:
Chondrosarkom. Gelenkchondromatose. Osteochondrom. Solitäres Chondrom. Ollier (bei Halbseitenbefall). Mafucci (bei Kombination mit multiplen Haemangiomen).

Behandlung:
Ausräumung. Spongiosaauffüllung.

Knochenfibrom
(Nicht ossifizierendes osteogenes Knochenfibrom)

Ätiologie und Pathogenese:
Gutartiger seltener Tumor aus reifem Bindegewebe des Knochenmarks.

Klinisches Bild:
Lokale Schmerzen und Schwellung. Spontanfrakturen im Bereich der Metadiaphysen der langen Röhrenknochen der unteren Extremität.

Orthopädischer Röntgenbefund:
Traubenartige metaphysäre Aufhellungen mit sklerotischer Abgrenzung. Corticalisverdünnung.

Differentialdiagnose:
Corticalisosteoid. Fibröse Corticalisdefekte. Fibröse Knochendysplasie. Jugendliche Knochencysten.

Behandlung:
Auskratzung und Spongiosaauffüllung.

Knochenmetastasen

Ätiologie und Pathogenese:
Meistens multiple Tochterabsiedlungen im Knochen von bösartigen Tumoren. Zu 90 % Carcinommetastasen mit vorwie-

gend osteolytischem Charakter und Zerstörung der Knochengrenzen. Eine Ausnahme bilden die osteosklerotischen Prostatacarcinommetastasen.

Klinisches Bild:

Im Kindesalter überwiegen weitaus die primären Knochengeschwülste im Gegensatz zum Erwachsenen, bei denen die metastatischen Knochentumoren nach dem 40. Lebensjahr die häufigsten bösartigen Knochenerkrankungen sind. Die Metastasierung erfolgt über den Blut- und Lymphweg bzw. auch direkt in die Nachbarschaft. Lungenmetastasen sollen bereits bei 95 % vorliegen (*Walther*). Bei Frauen überwiegen Carcinome der Brustdrüsen, bei Männern der Prostata und bei beiden Geschlechtern der Schilddrüse, Nieren und Bronchien.
Zur diagnostischen Klärung sind als zusätzliche Maßnahmen auch die Angiographie, Scintigraphie, Radiojodtest, Beckenbiopsie, Sternalpunktion, Probestanze oder -exzision, die Elektrophorese und die Bestimmung der Phosphatasen unter anderem erforderlich. BSR oft erhöht. Anaemie. Spontanfrakturen. Die Symptomatik ist uncharakteristisch. Metastasen des Bronchial-, Lungen- und Mammacarcinoms sind häufig in Wirbelsäule, Schädel, Rippen, Becken. Beim relativ gutartigen Verlauf der Mammacarcinommetastasen sind Gaben von gegengeschlechtlichen Hormonen und Cytostatica wirksam. Genitalcarcinome der Frau metastasieren in Schenkelhals, Tibiakopf und distalen Femur. Nierencarcinome und Nebennierencarcinome setzen solitäre Metastasen. Schilddrüsencarcinommetastasen sitzen in Schädelknochen, Wirbelsäule und Humerus. Die Metastasen des Harnblasencarcinoms bevorzugen das Bekken, die des Melanoms die Rippen, den Schädel und das Becken. Insgesamt gesehen wird also der spongiöse Knochen betroffen. Charakteristisch für das Prostatacarcinom ist die deutlich erhöhte saure Phosphatase.

Orthopädischer Röntgenbefund:

Aufnahmen in verschiedenen Strahlengängen erforderlich sowie Schichtaufnahmen. Destruktionsherde. Osteoporose.

Differentialdiagnose:
Osteomyelitis. Spondylitis tuberculosa (Zwischenwirbelräume werden zerstört im Gegensatz zum Tumor).

Behandlung:
Je nach Tumorart, Bestrahlung, Cytostatica, gegengeschlechtliche Hormone. Bei Wirbelsäulenbefall Gipsbett und Stützmieder. Bei allen pathologischen Frakturen ist eine lokale Röntgenbestrahlung angebracht.

Knochensyphilis

Ätiologie und Pathogenese:
Infektion mit Spirochaeta pallida der Mütter und toxische Störung des Knochenwachstums (kongenitale Syphilis) bzw. Bildung einer Knochenlues (10 %) bei erworbener Syphilis des Erwachsenenalters im Tertiärstadium.

Klinisches Bild:
Kongenitale Syphilis, bei der die Knochenveränderungen schon intrauterin entstehen. Osteochondritis luica. Störung der enchondralen Verknöcherung an den Knorpelknochengrenzen (quantitative und qualitative Wachstumsstörung). Parrot'sche Pseudoparalyse.

Erworbene Syphilis, mit heftigen nächtlichen Gliederschmerzen einhergehende Ausbildung einer Osteomyelitis luica und Bildung von Gummen besonders an Schädel, langen Röhrenknochen und Clavicula (polyostotisch). Nebeneinander von Osteolyse, Osteosklerose und Periostitis. Spontanfrakturen mit überschüssiger Kallusbildung sowie neurotrophische Arthropathie im Verlauf der Neuro-Lues (Arthropathia tabica).
Spiroschäten-Immobilisationstest.

Orthopädischer Röntgenbefund:
Landkartenähnliche Schädeldefekte. Ossifizierende Periostitis

mit Spiculabildung. Gummöse Destruktionsherde. Bei der kongenitalen Syphilis wie ausradiert aussehende Aufhellungsbezirke im Metaphysenbereich seitlich gelegen.

Differentialdiagnose:
Carcinommetastasen. Chronische Osteomyelitis. Knochentuberkulose. Knochensarkom.

Behandlung:
Penicillinkuren (ca. 5mal, falls danach noch Seroreaktion positiv, trotzdem keine Medikation mehr erforderlich, Lues satis curata).

Köhler I
(Köhler'sche Erkrankung)

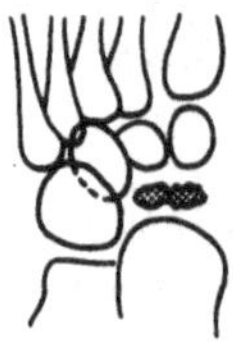

Abb. 38: Köhler 1

Ätiologie und Pathogenese:
Aseptische Knochennekrose des Os naviculare pedis. Wahrscheinlich durch lokale mangelhafte Gefäßversorgung bedingte Totalnekrose.

Klinisches Bild:
Überwiegend Knaben im 3. bis 12. Lebensjahr. Doppelseitigkeit bei ca. 33 %. Örtliche Belastungsschmerzen und Druckschmerz. Schwellneigung. Bewegungseinschränkung.

Orthopädischer Röntgenbefund:
Unregelmäßige Konturen sowie Verdichtung und Abflachung des Os naviculare pedis.

Differentialdiagnose:
Fraktur. Naviculare bipartita. Osteomyelitis. Tuberkulose. Tumoren.

Behandlung:
Modellierter Unterschenkelgehgips mit erhöhtem Längsgewölbe für 6 Wochen, danach entlastende Einlage.

Köhler II und III

(Köhler'sche Erkrankung, Morbus Köhler-Freiberg, Osteochondrose der Metatarsalköpfchen II und III)

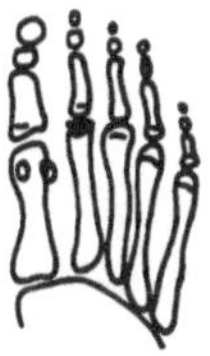

Abb. 39: Köhler 2

Ätiologie und Pathogenese:
Wahrscheinlich durch lokale mangelhafte Gefäßanlage bedingte aseptische Nekrose der Metatarsalköpfchen II und III.

Klinisches Bild:
75 % Mädchen zwischen 10 und 20 Jahren. Immer Spreizfuß vorhanden. Doppelseitigkeit manchmal. Örtliche Schmerzen mit Druckempfindlichkeit und Schwellung. Bewegungseinschränkung. Leichte Beugestellung der Zehe. Fußschmerzen beim Gehen.

Orthopädischer Röntgenbefund:
Abplattung, Verbreiterung und Verdichtung des Metatarsalköpfchens II oder III.

Differentialdiagnose:
Entzündungen anderer Genese. Tumor.

Behandlung:
Unterschenkelfußgehgips mit Entlastung der Metatarsalköpfchen für 4 Wochen. Danach Einlagen mit Quergewölbestütze, eventuell vordere Rolle am Schuh. Bei Spätbefunden operative Glättung der Metatarsalköpfchen und Weichteilinterposition.

Kontrakter Plattfuß

Ätiologie und Pathogenese:
Entzündlich bedingt (muskulär, ligamentär, ossär kontrakt).

Klinisches Bild:
Ab 10. Lebensjahr vorkommend. Reflexkontraktur der Pronatoren im unteren Sprunggelenk. Starke Schmerzen bei Belastung.

Orthopädischer Röntgenbefund:
Randwulstbildung und Spangenbildung im Bereich der Fußgelenke.

Differentialdiagnose:
Polyarthritis rheumatica. Tuberkulose. Tumoren.

Behandlung:
Corticoidinjektionen in das untere Sprunggelenk. Bettruhe. Fangopackungen. Warme Umschläge und heiße Fußbäder. Subtalare Arthrodese nur in Einzelfällen erforderlich.

Krallenzehe

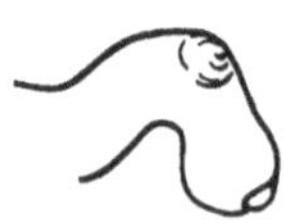

Abb. 40: Krallenzehe

Ätiologie und Pathogenese:
Schwäche der Mm. lumbricalis et interossei.

Klinisches Bild:
Beugekontraktur im Mittelgelenk bei Überstreckung des Zehengrundgelenkes.

Behandlung:
Operation nach Hohmann (Resektion des Grundphalanxköpfchens und Entknorpelung der Basis der Mittelphalanx sowie Strecksehnenraffung).

Kretinenzwergwuchs

Ätiologie und Pathogenese:
Schilddrüseninsuffizienz.

Klinisches Bild:
Disproportionierter Zwerg. Enge Nebenhöhlen. Zahnschäden. Schlanke Röhrenknochen. Debilität.

Kreuzdarmbeingelenktuberkulose

Ätiologie und Pathogenese:
Absiedlung von Tuberkelbazillen im Kreuzdarmbeingelenk. Seltene Lokalisation der Tuberkulose.

Klinisches Bild:
Praedilektionsalter 20. bis 40. Lebensjahr. Einseitigkeit. Lokale Schmerzen mit Gesäßausstrahlung. Schmerzhinken. Mennellsches Zeichen positiv. Manchmal Absceßbildung.

Orthopädischer Röntgenbefund:
Unschärfe und Verbreiterung der Iliosacralfuge.

Differentialdiagnose:
Arthritis urica. Iliitis condensans. Sacroiliitis melitensis. Spondylitis ankylopoetica.

Behandlung:
Herdausräumung. Chemotherapie. Ruhigstellung.

Lähmung des Nervus axillaris

Ätiologie und Pathogenese:
Mechanische Schädigung durch Druck oder Durchtrennung (z. B. bei Abszeßinzisionen im Schultergürtelbereich).

Klinisches Bild:
Durch Deltamuskelausfall kann der Arm im Schultergelenk nicht abduziert werden.

Behandlung:
Schultergelenksarthrodese.

Lähmung des Nervus femoralis

Ätiologie und Pathogenese:
Durchtrennung bei Hüft- oder Oberschenkeloperationen oder Druckschädigung. Posttraumatisch.

Klinisches Bild:
Ausfall der Oberschenkelstreckmuskulatur. Gute Kompensation durch die Gesäß- und Wadenmuskulatur möglich.

Behandlung:
Krankengymnastik. Beschäftigungstherapie.

Lähmung des Nervus fibularis communis

Ätiologie und Pathogenese:
Verletzungsfolge.

Klinisches Bild:
Lähmungsspitzklumpfuß durch Ausfall der Fußheber und Zehenstrecker.

Behandlung:
Arthrodese des oberen und unteren Sprunggelenkes (Triplearthrodese).

Lähmung des Nervus fibularis superficialis
(Peroneuslähmung)

Ätiologie und Pathogenese:
Druckschädigung der Nerven durch Schiene, Gips, Haematom oder Fraktur.

Klinisches Bild:
Lähmungsklumpfuß.

Behandlung:
Schieneneinlage. Hebelschiene. Subtalare Arthrodese mit Verpflanzung des Musculus tibialis anterior.

Lähmung des Nervus ischiadicus

Ätiologie und Pathogenese:
Durchtrennung oder Druck bei Hüftoperationen (z. B. Totalendoprothese). Traumatisch. Tumoren.

Klinisches Bild:
Ausfall der Unterschenkel- und Fußmuskulatur. Dreschflegelfuß.

Behandlung:
Schieneneinlage. Federdoppelschiene. Mittlere Rolle am Konfektionsschuh. Arthrodese der Sprunggelenke (Triplearthrodese).

Lähmung des Nervus medianus

Ätiologie und Pathogenese:
Bei Schädigung des Nerven im Bereich des Oberarmes oder der Ellenbeuge als proximale Form. Bei Schädigung im Bereich der Handgelenksbeuge (z. B. Suicidversuch, Fensterscheibenverletzung) periphere Form.

Klinisches Bild:
Proximale Form = Schwurhand. Periphere Form = Affenhand (Daumenballenmuskulatur ist befallen).

Behandlung:
Daumensattelgelenkarthrodese.

Lähmung des Nervus radialis

Ätiologie und Pathogenese:
Schädigung des Nervus radialis im Bereich des Sulcus nervi radialis humeri (Druck, Haematom, Calluseinmauerung, Fragmentspießung).

Klinisches Bild:
Fallhand.

Behandlung:
Neurolyse. Nervennaht. Sehnenverpflanzung. Radialis-Opponens-Funktionsschiene. Lagerungsschiene für die Nacht. Elektrogymnastik. Krankengymnastik. Beschäftigungstherapie.

Lähmung des Nervus tibialis

Ätiologie und Pathogenese:
Lähmung des Nervus tibialis durch Frakturanspießung, Haematom, Druckverletzung, Überdehnung usw.

Klinisches Bild:
Lähmungshackenfuß durch Ausfall der Wadenmuskulatur.

Behandlung:
Orthopädischer Schuh mit nach dorsal verlängertem Absatz. In Einzelfällen subtalare Arthrodese mit Verpflanzung der Sehne des Musculus fibularis brevis auf die Achillessehne.

Lähmung des Nervus ulnaris

Ätiologie und Pathogenese:
Schädigung im Bereich des Sulcus nervi ulnaris humeri (Druck, Schnittverletzung, Fraktur, Haematom, Callus usw.).

Klinisches Bild:
Krallenhand durch Ausfall der Musculi lumbricalis et interossei.

Behandlung:
Schienenspange nach *Erlacher*. Rückverpflanzung des Flexor digiti sublimis auf die Sehnen der Musculi lumbricalis et interossei (*Iselin*).

Léri-Erkrankung
(Dysostosis Typ Léri)

Ätiologie und Pathogenese:
Dominantes Erbleiden. Polytope enchondrale Dysostose (leicht bis mittelschwer). Ein Elternteil ist erkrankt.

Klinisches Bild:
Erkrankungsbeginn mit 2 bis 6 Jahren. Die Kinder bleiben im Wachstum zurück, werden aber keine ausgesprochenen Zwerge. Hände und Füße plump und kurz. Verstärkte Lendenlordose.

Orthopädischer Röntgenbefund:
Beckendeformierung. Röhrenknochen, insbesondere Fingerknochen sind verkürzt. Unregelmäßige Form der Hand- und Fußwurzelknochen. Die großen Gelenke sind deformiert.

Behandlung:
Symptomatisch.

Leukämie-Knochenveränderungen

Ätiologie und Pathogenese:
Leukämische Markwucherungen mit vermehrtem Knochenabbau aber auch Knochenanbau.

Klinisches Bild:
Häufig im Kindesalter mit umschriebenen osteolytischen Veränderungen auftretend. Epiphysenlösungen und Spontanfrakturen. Selten im Erwachsenenalter durch diffuse oder umschriebene Osteolysen.

Orthopädischer Röntgenbefund:
Fleckige und bandförmige Osteolysen im metaepiphysären Bereich. Bürstenschädel.

Differentialdiagnose:
Plasmocytom.

Behandlung:
Behandlung des Grundleidens.

Lumbago
(Hexenschuß)

Ätiologie und Pathogenese:
Durch regressive Bandscheibenveränderungen bedingte dorsale Massenverschiebungen mit durch Druck bedingter vermehrter Anspannung des hinteren Längsbandes. Oft auch mit Blockade der kleinen Wirbelgelenke durch Gelenkdiscuseinklemmungen. Leichte Bandscheibenvorwölbung oder Bandscheibenprotrusion.

Klinisches Bild:
Anfallsartige Rückenschmerzen, meistens durch Hebearbeiten

oder Drehbewegungen ausgelöst. Keine Beinausstrahlung. Keine neurologische Symptomatik. Bretharte Verspannung der Rückenmuskulatur. Schonhaltung.

Orthopädischer Röntgenbefund:
Fixierte skoliotische Fehlhaltung.

Differentialdiagnose:
Meningitis. Metastasen. Osteoporose. Spondylitiden. Tumoren.

Behandlung:
Bettruhe. Wärme. Schmerzmittel. Muskelrelaxantien. Massagen. Chiropraktische Maßnahmen. Extensionen. Stufenbett oder Knierolle. Paravertebrale Injektionen. Infiltrationen der Myogelosen mit Scandicain oder Impletol.

Luxatio coxae congenita

(Sogenannte angeborene Hüftluxation, Hüftverrenkung)

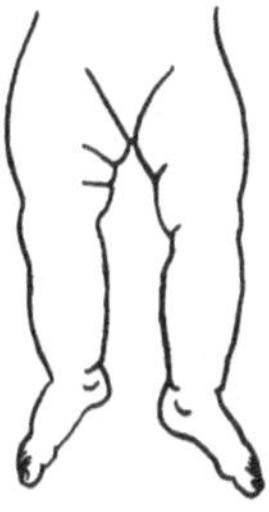

Abb. 41: Faltendifferenz bei Hüftdysplasie

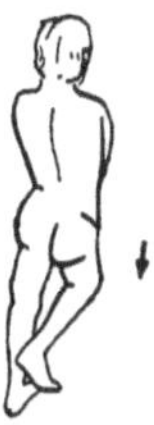

Abb. 42: Positives Trendelenburgsches Zeichen bei linksseitiger Hüftluxation

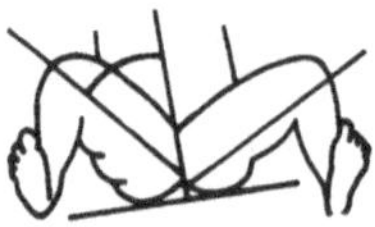

Abb. 43: Abspreizhemmung rechtes Hüftgelenk bei Hüftdysplasie

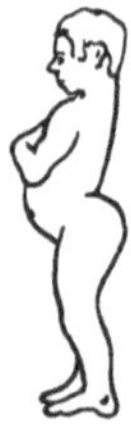

Abb. 44: Starke Beckenkippung nach vorn bei Schenkelhalsachse beidseitiger Hüftluxation

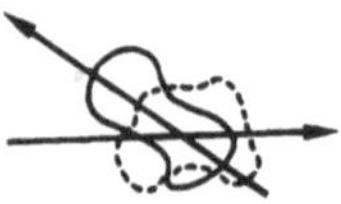

Abb. 45: Antetorsion des coxalen Femurendes (in Anlehnung an LANZ-WACHSMUTH, Praktische Anatomie, Springer Verlag, 1938)

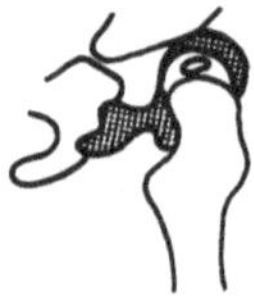

Abb. 46: Eingeschlagener Limbus als Repositionshindernis bei der Arthrographie einer Hüftluxation

Ätiologie und Pathogenese:

Erbleiden, unregelmäßig dominant mit geschlechtsverschiedener Genmanifestierung (*Kh. Idelberger*), 5,4 Mädchen zu 1 Jungen. Ossifikationsstörung der Hüftpfanne.

Klinisches Bild:

Häufigkeit 0,5 bis 1 ‰. 60 % einseitig, linke Seite bevorzugt. Luxation entsteht aus der angeborenen Hüftdysplasie. 2 %

Kombination mit anderen Fehlbildungen. Symptomatik beim Neugeborenen durch positiven Ortolani-Klick, Klopfer'sches Ausrenkungsphänomen, Glissement, Faltenasymmetrie, später Abspreizhemmung des Hüftgelenkes, Bewegungsarmut eines Beines, Trendelenburg, Außenrotationsstellung, Beinverkürzung, Hüfthinken. Watscheln und Hohlkreuz bei beiderseitiger *Hüftluxation.* Mangelhafte Entwicklung des Hüftgelenkes durch Inkongruenz, Fehlfunktion und Verlagerung sowie Instabilität der Druckresultierenden im Hüftgelenk. Coxa valga und pathologische Antetorsion des coxalen Femurendes durch Muskelfunktionsstörung. Wanderung des coxalen Femurendes nach cranial-lateral.

Repositionshindernisse:

Eingeschlagener Limbus, Kapselansatzänderung, Pulvinarwucherung, Hypertrophie des Ligamentum capitis femoris, Mißverhältnis zwischen Schenkelkopf und Hüftpfanne.

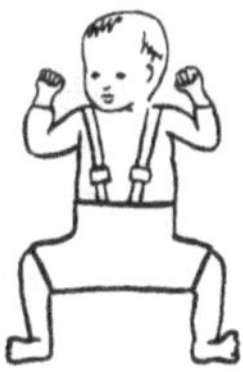

Abb. 47: Spreizhose bei Hüftdysplasie

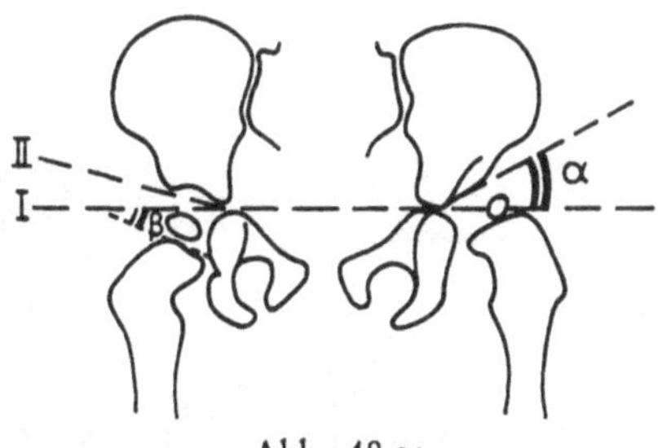

Abb. 48 a:

Hilgenreiner Linien im Röntgenbild

I Horizontale durch die Y-Fugen
II Tangente am Pfannendach
α Pfannendachwinkel
β Epiphysen-Y-Fugenwinkel nach HAIKE

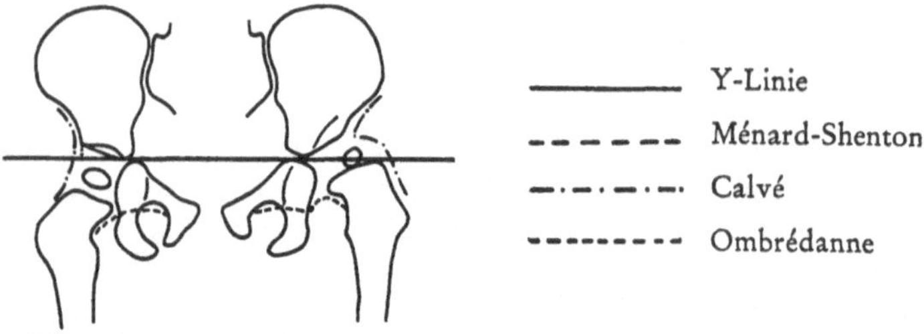

Abb. 48d: Ménard-Shenton-Linie Calvé'sche Linie Ombrédanne Linie

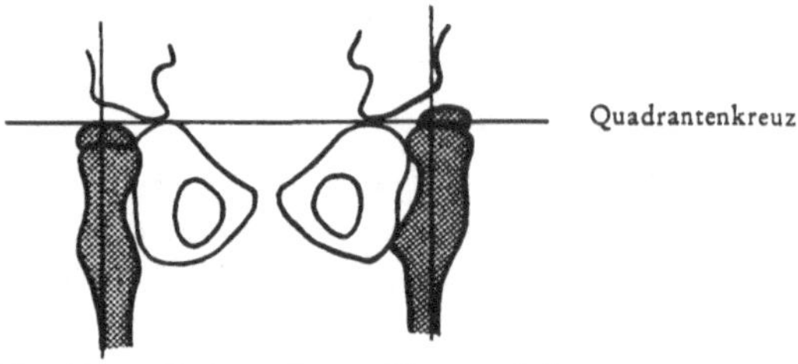

Abb. 49: Coxa valga subluxans bds.

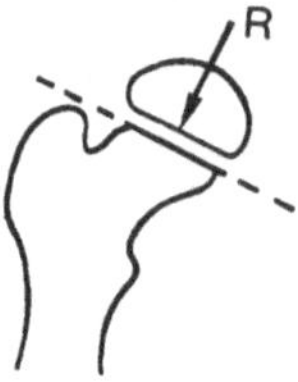

Abb. 50: Die Druckresultierende nach PAUWELS (R) steht immer senkrecht zur Wachstumsfuge

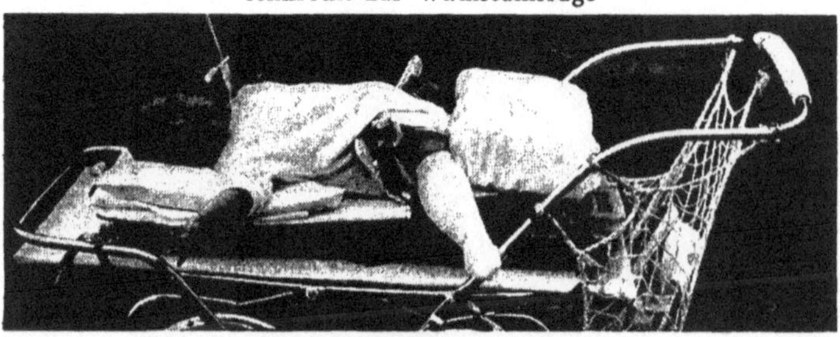

Abb. 51: Hanausek-Apparat
Der Apparat kann auch als Kinderwagenaufsatz dienen

Orthopädischer Röntgenbefund:

Exakte Lagerung zur Aufnahme unbedingt erforderlich. Sinnvoll erst ab 3. bis 4. Lebensmonat wegen fehlender Ossifikation. Hilfslinien durch Hilgenreiner'sches Koordinatenkreuz (Ombrédanne, Pfannendachtangente, Horizontale durch die Y-Fugen, Ménard-Shenton'sche Linie). Bestimmung der relativen Pfannentiefe durch CE-Winkel (Centrum-Ecken-Winkel) nach *Wiberg*. Linie von *Calvé* als Zusatzhilfslinie. Schenkelkopfkern oder mediale Schenkelhalsspitze muß sich bei normalem Befund im inneren unteren Quadranten befinden. Die übrigen Hilfslinien sollen nicht unterbrochen sein. EY-Winkel nach *Haike*, der durch die Horizontale, die durch die Y-Fugen mit der Schenkelhalswachstumsfugen-Tangente gebildet wird zur Bestimmung der Druckresultierenden. Arthrographie zur Feststellung von Repositionshindernissen.

Differentialdiagnose:

Arthrogryposis multiplex congenita. Infantile Cerebralparese. Poliomyelitis. Rachitis. Säuglingscoxitis. Spina bifida aperta.

Behandlung:

In den ersten 6 bis 8 Lebensmonaten Behandlung der Hüftdysplasie mit Spreizhose oder Pavlikbandage (Strampelmotorikphase) bzw. mit dem Hanausek-Apparat vom 3. Lebensmonat bis 3. Lebensjahr. Ziel der konservativen Behandlung ist es, durch gezielte aktive Funktion eine nachholende Entwicklung der das Hüftgelenk bildenden Anteile zu erreichen sowie die Druckresultierende im Hüftgelenk zu stabilisieren. Luxationen werden nach der Overhead-Methode schonend reponiert. Einrenkungen in Narkose sind kaum noch erforderlich. Wiederbelastungsphase dosiert mit dem Schederad. Bei Repositionshindernissen offene Reposition mit anschließender Gipsfixation bis zum Abschluß der Wundheilung. Danach Hanausek-Apparat. Bei Kindern mit Hüftdysplasien, die älter als 4 Jahre sind,

Derotations- und Varisierungsosteotomie (Plattenosteosynthese). Pfannendachplastik oder Beckenosteotomie nach *Chiari*, bei jüngeren Kindern nach *Salter*.

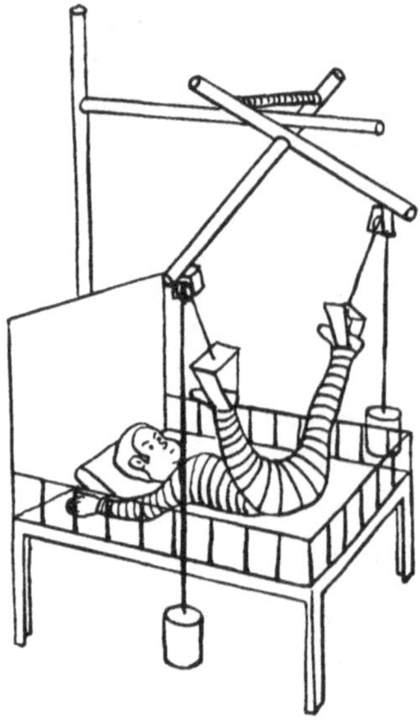

Abb. 52: Overhead - Extension

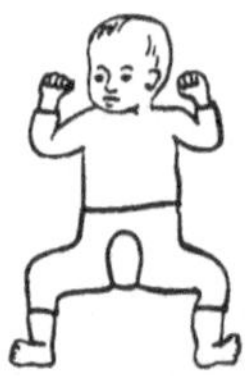

Abb. 53: Lorenzgips

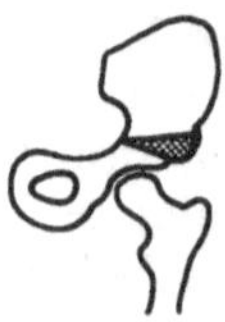

Abb. 54: Pfannendachplastik

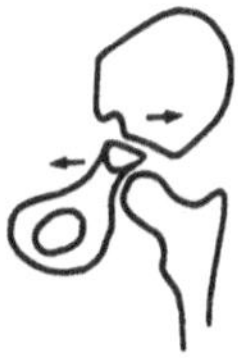

Abb. 55: CHIARI - Beckenosteotomie

Madelung'sche Handgelenksdeformität

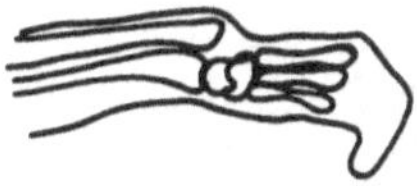

Abb. 56: Madelung'sche Deformität

Ätiologie und Pathogenese:
Enchondrale Dysostose (*H. Mau*). Einfach dominantes Erbleiden. Meistens doppelseitige Wachstumshemmung der distalen Radiusmetaphyse.

Klinisches Bild:
Manifestation in der Pubertät überwiegend bei Mädchen. Bajonettstellung der Hand durch dorsales Vorspringen des distalen Ulnaendes. Radialabduktion und Dorsalflektion sind eingeschränkt. Lockerer Bandapparat. Beschwerden bei Überlastung.

Orthopädischer Röntgenbefund:
Radiusverkrümmung mit Konvexität nach radial und dorsal. Die Radiusgelenkfläche schrägt sich zur Ulna hin steil ab. Die Ulna hat durch Überlänge ihre Handgelenksbeziehung verloren.

Differentialdiagnose:
Cartilaginäre Exostose. Ollier'sche Wachstumsstörung. Traumafolge. Turner-Syndrom.

Behandlung:
Keilförmige Osteotomie am distalen Radius und Verkürzungsosteotomie der Ulna sowie Bänderraffung. Osteosynthese.

Mafucci-Syndrom

Ätiologie und Pathogenese:
Wahrscheinlich erbliche mesodermale Dysplasie und Angiomatose. Wird auch als Sonderform der Ollier'schen Wachstumsstörung angesehen.

Klinisches Bild:
Erst im fortgeschrittenen Alter auftretende diffuse asymmetrische Chondromatose der Knochen oder einseitige Dyschondroplasie mit grober Verunstaltung der Extremitäten. Spontanfrakturen. Multiple Angiome der Haut und inneren Organe. Pigmentnaevi. Vitiligo. 20 % Bösartigkeit.

Differentialdiagnose:
Chondrom. Chondrosarkom. Gelenkchondromatose. Osteoblastom. Ollier-Syndrom. Tuberkulose.

Behandlung:
Frühzeitige Ausräumung.

Marfan-Syndrom
(Arachnodaktylie, Spinnenfingrigkeit)

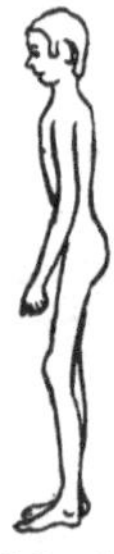

Abb. 57: Marfansyndrom

Ätiologie und Pathogenese:
Dominantes Erbleiden. Konstitutionsanomalie. Störung des Mucopolysaccharidstoffwechsels.

Klinisches Bild:
Ungewöhnliche Skelettproportionen und Körperlänge. Überlänge der Finger und Zehen, insbesondere der Großzehe, aber auch der Röhrenknochen. Linsenektopie (75 %). Blaue Skleren. Muskel- und Bänderschwäche mit Überstreckbarkeit der Gelenke. Habituelle Luxationen. Kiel- oder Trichterbrust. Skoliose. Genua valga et recurvata. Plattfüße. Ausprägungsmaß des Syndroms sind die Handlänge (normal 11 % der Körperlänge) und die Fußlänge (normal 15 %). Teilweise Aortenaneurysma, Vorhofseptumdefekt.

Orthopädischer Röntgenbefund:
Starke Verlängerung der Metacarpalia und Metatarsalia. Lange grazile Extremitätenknochen.

Behandlung:
Keine causale Therapie möglich, aber operative Maßnahmen bei habitueller Luxation.

Marmorknochenkrankheit
(*Albers-Schönberg*, Osteopetrosis)

Ätiologie und Pathogenese:
Erbliche Ossifikationsstörung. Mangelhafter Spongiosaaufbau durch Störung der Osteoklastentätigkeit. Allgemeine Sklerose der spongiösen Knochen. Umbau in der Epiphyse und Osteoidperiostose. Fragliche Eiweißstoffwechselstörung.

Klinisches Bild:
Seltenes Vorkommen. Keine Geschlechtsbevorzugung. In jedem Lebensalter, aber auch schon beim Neugeborenen vorkommend. Symmetrischer Befall. Markraumverschluß durch Kalkknorpelblöcke. Vorzugslokalisation in Darmbeinschaufel, Wirbelkörper, Metacarpalia, Metatarsalia. Hepatosplenomegalie. Lymphknotenvergrößerung. Zahnschmelzdefekte.

Gutartige Verlaufsformen werden oft erst durch Spontanfrakturen erkannt. Bösartige Formen im Kindesalter mit gestörter Haematopoese durch Markraumverödung, Anaemie, Thrombozytopenie, Hydrocephalus. Amaurose. Häufig bei Blutsverwandtenehen.

Orthopädischer Röntgenbefund:
Marmorartige bandförmige Verdichtungen an den Röhrenknochenenden (Zebrastreifen). Verdichtungen des Knochens an Schädelbasis, Becken, Wirbelsäule, Hand- und Fußskelett sowie periostal. Bürstenschädel. Markraumeinengungen und kolbenartige Auftreibungen.

Differentialdiagnose:
Hyperostitis corticalis generalisata. Knochenmetastasen. Osteomyelitis. Osteosklerose. Paget. Spätrachitis.

Behandlung:
Symptomatisch.

Melorheostose

Ätiologie und Pathogenese:
Rezessives Erbleiden. Embryonale Entwicklungsstörung des Knochens. Periostale und endostale Sklerose.

Klinisches Bild:
Schubweiser Verlauf mit Schmerzen, Schwellung, Rötung im Gelenkbereich sowie Funktionseinschränkung. Leichte Knochenwachstumsstörung.

Orthopädischer Röntgenbefund:
Längsgerichtete sklerotische Streifenzeichnung der langen Röhrenknochen. Die Streifenzeichnung kann sich über ein Gelenk fortsetzen. Im Spätstadium Hyperostose nach Art einer tropfenden Wachskerze.

Differentialdiagnose:
Corticalisosteoid. Marmorknochenkrankheit. Chronische Osteomyelitis. Osteopoikilie. Posttraumatische Sklerose.

Behandlung:
Symptomatisch.

Meniskusverletzung

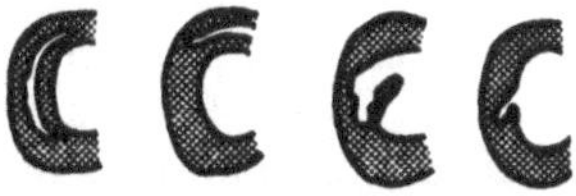

Abb. 58: Meniscusrißformen

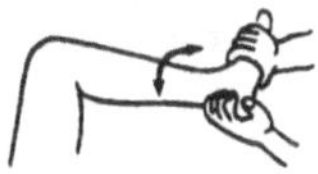

Abb. 59: Steinmannsches Zeichen 1

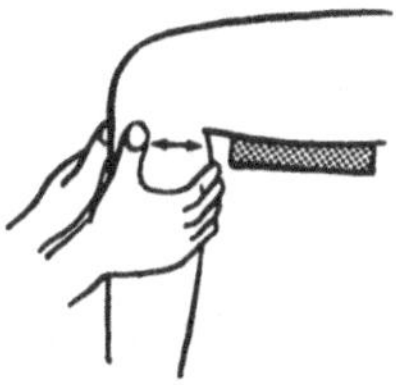

Abb. 60: Schubladenphaenomen bei Kreuzbandschaden

Ätiologie und Pathogenese:
Unfallmechanismus bei Kniebeugung, wo es bei fixiertem Fuß zu abrupten Drehbewegungen des Oberschenkels gegenüber dem Unterschenkel im Kniegelenk kommt. Meniskopathien, wenn eine erhebliche Degeneration des Meniskus vorliegt, so daß es ohne eigentliches Trauma zum Riß kommt. Der Innenmeniskus ist häufiger betroffen, da er weniger beweglich ist als der äußere. Meniskuscyste.

Klinisches Bild:
Durch die abgerissenen Meniskusteile entstehen Gelenkblockierungen (Streckhemmung bei Hinterhornriß, Beugehemmung bei Vorderhornriß). Leichter Gelenkerguß, der sich durch das sogenannte Tanzen der Patella (Kompression der Gelenkkapsel mit beiden Händen von cranial und caudal) nachweisen läßt. Zur Meniskussymptomatik gehören die Steinmann'schen Zeichen, Steinmann 1 (bei passiver Außendrehung des im Kniegelenk gebeugten Unterschenkels Innenmeniskusschmerz und bei Innendrehung Außenmeniskusschmerz), Steinmann 2 (bei zunehmender passiver Kniebeugung wandert der Gelenkschmerz von ventral nach dorsal). Nach *Böhler* kann man auch einen Adduktionsschmerz innen (Innenmeniskus) und einen Abduktionsschmerz außen (Außenmeniskus) auslösen. Die Kniegelenkbeweglichkeit ist oft endgradig behindert. Bei älteren Meniskusverletzungen findet sich eine Atrophie der Oberschenkelmuskulatur. Nicht immer ist das klinische Bild eindeutig. Vergleichende Prüfung der Seitenbänder bei leichter Kniebeugung und der Kreuzbänder in starker Kniebeugung durch Verschiebung des Tibiakopfes gegenüber den Femurcondylen. Bei abnormer Verschiebungsmöglichkeit nach vorn (vorderes Schubladenphänomen) Verletzung des vorderen Kreuzbandes und nach hinten (hinteres Schubladenphänomen) Verletzung des hinteren Kreuzbandes. Arthroskopie.

Differentialdiagnose:
Bänderverletzung. Frakturen. Gonarthrose. Gonitis. Tumoren.

Orthopädischer Röntgenbefund:
Vergleichende Leeraufnahmen in 2 Ebenen.
Osteophytäre Spornbildung am Tibiakopf bei alten Verletzungen (*Rauber*'sches Zeichen). Arthrographie bei unklaren Fällen. Gehaltene Aufnahmen zum Ausschluß von Seitenbandverletzungungen bei maximaler X- und O-Stellung im Kniegelenk.

Behandlung.
In frischen Fällen Reposition durch Pendelbewegungen in Narkose und Gipstutor für 14 Tage. Danach Kontrolle des

Befundes. Meniskusexstirpation (bei Jugendlichen oft partiell möglich, ab 40. Lebensjahr Totalexstirpation). Prinzipiell soll vom Meniskus so viel wie unbedingt erforderlich weggenommen werden und so wenig wie möglich.

Metalues

Ätiologie und Pathogenese:
Spätzustand der Syphilis.

Klinisches Bild:
Paralyse. Tabes dorsalis mit Schmerzen. Gürtelgefühl. Fehlende Patellarsehnenreflexe. Pupillenstarre. Hochgradiger Gelenkverschleiß. Luxationen.

Behandlung:
Jodkalium. Penicillinkuren (3 Mio. Einheiten pro die, insgesamt 36 Mio. Einheiten). Penicillinresistenz der Spirochäten bisher nicht bekannt (siehe auch Arthropathia tabica).

Mißbildungsskoliose
(Congenitale ossäre Skoliose)

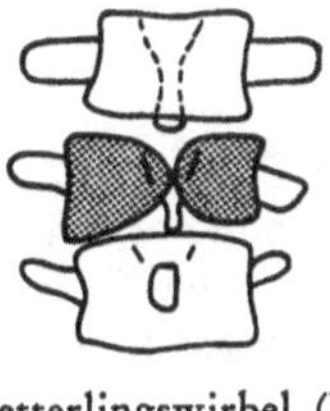

Abb. 61: Schmetterlingswirbel (WS in Aufsicht)

Ätiologie und Pathogenese:
Entwicklungsstörungen der Chorda und daraus resultierende Wirbelkörpermißbildungen (Halbwirbel, Keilwirbel, Schmetterlingswirbel, Blockwirbel, asymmetrisches Wirbelkörperwachstum meistens im Kreuzbeinbereich).

Klinisches Bild:

Fixierte Fehlform der Wirbelsäule. Progredienz während des Wachstums. Nicht selten Lähmungen.

Orthopädischer Röntgenbefund:

Wirbelkörperfehlbildungen.

Behandlung:

Gipsliegeschale zur Wuchslenkung. Operative Versteifung des Hauptbogens.

Moeller-Barlow'sche Krankheit

Ätiologie und Pathogenese:

Hochgradiger Vitamin-C-Mangel im Wachstumsalter, beim Erwachsenen Skorbut.

Klinisches Bild:

Seltenes Leiden mit haemorrhagischer Diathese. Druckschmerzhaftigkeit des Skeletts. Blässe, Gelenkschwellungen. Ausgedehnte petechiale Blutungen, Darm-, Nieren-, Zahnfleisch-, subperiostale Blutungen.

Orthopädischer Röntgenbefund:

Trümmerzonen in der Spongiosa der langen Röhrenknochen im Meta-Epiphysenbereich sowie Verkalkungen der ausgedehnten subperiostalen Haematome bei erhaltener Corticalis.

Differentialdiagnose:

Lues congenita. Osteogenesis imperfecta. Rachitis.

Behandlung:

Vitamin-C-Gaben.

Monarthritis gonorrhoica

Ätiologie und Pathogenese:
Arthritis nach Gonokokkeninfektion. Morbus Neisser.

Klinisches Bild:
Akute Entzündung mit Hitze, Rötung, Schwellung, meistens im Bereich des Kniegelenkes. Hydrops. Auch polyarticuläre Formen kommen vor.

Differentialdiagnose:
Arthritis anderer Genese. Lues. Tbc.

Behandlung:
Penicillinkur. Temporäre Ruhigstellung.

Morquio-Krankheit
(Dysostosis Typ Morquio)

Ätiologie und Pathogenese:
Vorwiegend epiphysäre Störung der Wirbelsäulenossifikation. Rezessiv erbliches Leiden. Mucopolysaccharidose. Beide Eltern sind phaenotypisch gesund.

Klinisches Bild:
Unproportionierter Zwergwuchs. Sitzzwerg. Wirbelsäulenzwerg. Kurze Wirbelsäule bei langen schlanken Extremitäten. Kopf groß und normal. Gesicht weitgehend unauffällig. Keine Hornhauttrübung. Kurzer Hals. Hühnerbrust. Lendenlordose. Schwach entwickelte Muskulatur. Überstreckbarkeit der Gelenke. Plumpe Hände. X-Beine. Plattfüße.

Orthopädischer Röntgenbefund:
Hochgradige Wirbelkörpererniedrigungen. Dünne Röhrenknochen. Kartenherzform des Beckens.

Differentialdiagnose:
Pfaundler-Hurler, Chondrodystrophie, Kretin.

Behandlung:
Symptomatisch.

Morton'sche Neuralgie

Ätiologie und Pathogenese:
Neurombildung im Bereich des 3. und 4. Mittelfußknochens.

Klinisches Bild:
Starke Schmerzen im Bereich des 3. und 4. Mittelfußknochenköpfchens bei Belastung.

Behandlung:
Lokale Corticoidinjektion oder Operation (z. B. Neuromexstirpation).

Multiple Sklerose
(M. S.)

Ätiologie und Pathogenese:
Sklerotische Herde im Hirnstamm und Rückenmark, wahrscheinlich auf chronisch entzündlicher Grundlage. Zerfall der Markscheiden.

Klinisches Bild:
Häufigkeit 1 ‰. Zunehmende spastische Lähmung der Extremitäten mit Beginn im jugendlichen Alter (20. bis 40. Lebensjahr). Gesichtsfeldeinschränkung durch temporale Abblassung der Papille des Nervus opticus. Cerebellare Ataxie. Intentionstremor. Sprachstörungen. Fehlen der Bauchdeckenreflexe. Blasen- und Mastdarmstörungen. Schubweiser Verlauf. Spontanremissionen kommen vor. Eiweiß- und Zellvermehrung im Liquor.

Behandlung:
Symptomatisch. Krankengymnastik. Beschäftigungstherapie.

Myasthenia gravis pseudoparalytica

Ätiologie und Pathogenese:
Pathologische Steigerung der Ermüdbarkeit der quergestreiften Muskulatur.

Klinisches Bild:
Schnelles Nachlassen der Kraft bei wiederholten Bewegungen. Nach Erholungsphase wieder Bewegungsmöglichkeit. Ptosis. Schluckstörungen. Sprachstörungen. Tod durch Atemlähmung.

Behandlung:
Symptomatisch.

Myogelosen
(Muskelhärten)

Ätiologie und Pathogenese:
Lokale Muskelverkrampfungen durch Überbeanspruchung von Muskelgruppen und durch Schmerzfixation arthrotischer Gelenke.

Klinisches Bild:
Bohnengroße bis kastaniengroße Verhärtungen in der Muskulatur fühlbar, die Schmerzen verursachen und druckempfindlich sind.

Differentialdiagnose:
Haematome. Narben. Parasitäre Muskelerkrankungen. Tumoren. Venenknoten.

Behandlung:
Impletol-Infiltrationen. Wärmeanwendung (z. B. Packungen). Massagen und zerdrücken der Muskelhärten (Gelotripsie).

Myositis ossificans circumscripta

Ätiologie und Pathogenese:
Lokalisierte Verknöcherung nach traumatischer Muskelschädigung, auch bei häufigen Mikrotraumen, besonders bei posttraumatischen Massagen und passiven Bewegungsübungen.

Klinisches Bild:
Knochenharter Tumor im Bereich der Muskulatur der ehemaligen Verletzungsstelle. Praedilektionsstellen sind der Musculus brachialis (nach Ellenbogengelenkverletzungen), der Musculus rectus femoris (nach Hüftverletzungen), der Musculus deltoideus (Exerzierknochen), die Hüftadduktoren (Reiterknochen).

Orthopädischer Röntgenbefund:
Umschriebene Knochenschatten in den Weichteilen.

Differentialdiagnose:
Calcinosis interstitialis. Verkalkte Haematome. Tumoren. Verkalkungen bei Querschnittsgelähmten.

Behandlung:
Bei Funktionsstörungen oder Wachstum operative Entfernung und histologische Untersuchung.

Myositis ossificans progressiva

Ätiologie und Pathogenese:
Familiäre Häufung. Dominantes Erbleiden. Langsam fortschreitende Verknöcherung der quergestreiften Muskulatur, am Rücken beginnend.

Klinisches Bild:
Fast ausschließlich das männliche Geschlecht betreffend. Von cranial nach caudal sich ausbreitende Verknöcherung der Sehnen, Muskelfascien und Muskulatur, die schon im Kindesalter zu einer Versteifung des Bewegungsapparates führt. Schubweiser Verlauf mit schmerzhaften Haut- und Muskelschwellungen. Knochenharte Bezirke in der Muskulatur fühlbar.
Praedilektionsstellen sind: M. trapezius, serratus lateralis, deltoideus, latissimus dorsi, sternocleidomastoideus. Synostosen. Wachstumsbehinderung. Mikrodaktylie. Klinodaktylie. Hallux valgus.
BSR oft erhöht. Meistens Prozeßstillstand mit Wachstumsabschluß. Manchmal latenter Verlauf.

Orthopädischer Röntgenbefund:
Ausgedehnte Verknöcherungen in der Muskulatur. Knochenspangen.

Differentialdiagnose:
Bechterew. Myositis ossificans circumscripta posttraumatica. Tumoren.

Behandlung:
Entfernung der Verknöcherungen. Corticoidinjektionen.

Myotonia congenita
(Thomsen'sche Krankheit)

Ätiologie und Pathogenese:
Erbleiden.

Klinisches Bild:
Verkrampfung der innervierten Muskulatur, die sich nur allmählich löst, so daß die Betroffenen Schwierigkeiten haben, in Bewegung zu kommen.

Behandlung:
Symptomatisch.

Neuritis und Polyneuritis

Ätiologie und Pathogenese:
Periphere Nervenschädigung durch Infektionskrankheiten und ihre Toxine (z. B. Diphterie, Typhus, Ruhr), durch Stoffwechselerkrankungen (z. B. Diabetes), Schwermetallvergiftungen (Blei, Quecksilber), Barbituratvergiftungen usw.

Klinisches Bild:
Schlaffe Lähmungen und Sensibilitätsausfälle.

Behandlung:
Symptomatisch.

Neurofibromatose
(Recklinghausen'sche Krankheit)

Ätiologie und Pathogenese:
Dominant erbliche Erkrankung der Nervenscheiden mit Knochenveränderungen.

Klinisches Bild:
Bereits im Kindesalter auftretende über den ganzen Körper verteilte, langsam wachsende Geschwülste (Neurinome und Neurofibrome). Kaffeebraune Pigmentflecke der Haut. Außerdem finden sich andere mesenchymale Mißbildungen (Krümmungen der großen Röhrenknochen, Pseudarthrose der Tibia, Tibia- und Fibuladefekt, Skoliose der Wirbelsäule). Phosphatdiabetes. Osteomalacie. Osteoporose. Hirntumoren kommen vor.

Orthopädischer Röntgenbefund:
Grobmaschige Spongiosa der meta-epiphysären Abschnitte des Röhrenknochens, insbesondere der unteren Extremitäten. Lokale Druckatrophie oder Periostverdickung durch die Weichteiltumoren.

Behandlung:
Symptomatisch. Apparatversorgung. In Einzelfällen Osteotomie mit Osteosynthese.

Ochronose

Ätiologie und Pathogenese:
Arthropathie bei Alkaptonurie. Stoffwechselkrankheit mit rezessivem Erbgang familiär gehäuft auftretend. Störung des Tyrosin- und Phenylalaninstoffwechsels. Infolge Fehlens der Homogentisinase wird die Homogentisinsäure nicht abgebaut u. a. in Knorpel und Sehnengewebe eingelagert. Dadurch Elastizitätsverlust des Knorpels und Abschilferung desselben.

Klinisches Bild:
Im Kindesalter symptomlos. Überwiegend Männer jenseits des 40. Lebensjahres. Trias: Ochronosis, Arthropathie, Alkaptonurie. Die Wirbelsäule und die großen Gelenke sind gleichzeitig befallen. Zunehmende Spondylose und Arthrosis deformans. Rückenschmerzen. Gelenkschmerzen. Gelenkknirschen. Osteoporose durch Homogentisinsäure-Acidose. Urin verfärbt sich nach längerem Stehen kräftig dunkel.

Differentialdiagnose:
Bechterew. Chronische Polyarthritis. Neuropathische Arthropathie.

Behandlung:
Symptomatisch. Eiweißarme Diät.

Oligodaktylie

Ätiologie und Pathogenese:
Angeborene Mißbildung durch Minusvariante an den Extremitäten (*W. Müller*). Seltenes, meistens solitäres Vorkommen.

Klinisches Bild:
Hypoplasie oder Aplasie an den Extremitäten.

Behandlung:
Je nach Befund teilweise operativ. Prothesen. Apparate. Krankengymnastik. Beschäftigungstherapie.

OLLIER-Syndrom
(Chondromatose)

Ätiologie und Pathogenese:
Kongenital manifeste Halbseitenform der Knochenchondromatose. Es werden eine Störung der Sympathicusinnervation und eine primäre Mesodermstörung diskutiert.

Klinisches Bild:
Weibliches Geschlecht bevorzugt. Gutartige halbseitige Wachstumsstörung mit Verkürzung der Extremitäten. Geschwulstartige knollige Knochenauftreibungen im Metaphysenbereich, später mit Gelenkschmerzen und Bewegungseinschränkung. Frakturen mit Falschgelenkbildungen. Gesichtsasymmetrie. Seltene sarkomatöse Entartung.

Orthopädischer Röntgenbefund:
Geblähte Metaphysen mit länglichen Aufhellungsbändern und lochartigen Cysten.

Differentialdiagnose:
Gelenkchondromatose. Osteoklastom. Solitäres Chondrom. Chondrosarkom. Osteochondrom. Corticalisosteoid. Mafucci-Syndrom.

Behandlung:
Ausräumung im Frühstadium und Spongiosaauffüllung.

Osgood-Schlatter
(Schlatter'sche Erkrankung)

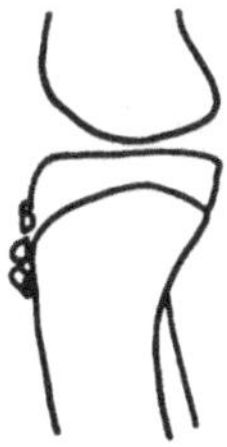

Abb. 62: Osgood — Schlatter (Kniegelenk seitlich)

Ätiologie und Pathogenese:
Aseptische Nekrose der Apophyse der Tuberositas tibiae. Erbliche Disposition. Als mechanischer Faktor Überbeanspruchung durch Zug des Ligamentum patellae.

Klinisches Bild:
Meistens Knaben zwischen dem 10. und 16. Lebensjahr. Doppelseitigkeit häufig. Schmerzen an der Tuberositas tibiae beim Gehen. Klopfempfindlichkeit und Verdickung der Tuberositas tibiae.

Orthopädischer Röntgenbefund:
Unregelmäßige Struktur sowie Verdichtung und Fragmentierung der Apophyse der Tuberositas tibiae.

Differentialdiagnose:
Infraktion. Osteomyelitis. Tuberkulose.

Behandlung:
Lokale Procain- oder Cortison-Injektionen. Hyperaemisierende Maßnahmen. Gipstutor für 2 bis 4 Wochen.

Os subtibiale

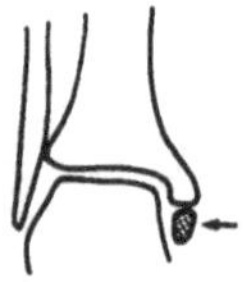

Abb. 63: Os subtibiale

Ätiologie und Pathogenese:
Fehlbildung. Zusätzlicher Fußknochen.

Klinisches Bild:
Haselnußgroßer Knochen unterhalb der Spitze des Innenknöchels.

Behandlung:
In seltenen Fällen operativ.

Os supranaviculare

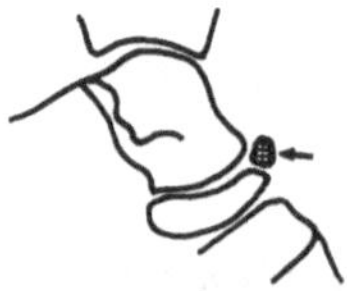

Abb. 64: Os supranaviculare

Ätiologie und Pathogenese:
Fehlbildung. Zusätzlicher Fußknochen.

Klinisches Bild:
Dreieckiger Knochen am proximalen Ende des Os naviculare. Manchmal lokaler Überlastungsschmerz.

Behandlung:
In seltenen Fällen operativ.

Os tibiale externum

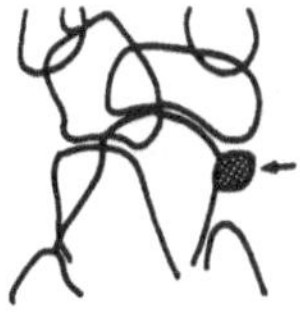

Abb. 65: Os tibiale externum

Ätiologie und Pathogenese:
Fehlbildung. Zusätzlicher Knochen am Fuß.

Klinisches Bild:
Frauen häufiger. Der zusätzliche Knochen liegt am hinteren plantaren Anteil der Tuberositas ossis navicularis.

Behandlung:
Operative Abtragung bei entsprechend starken Beschwerden.

Os trigonum

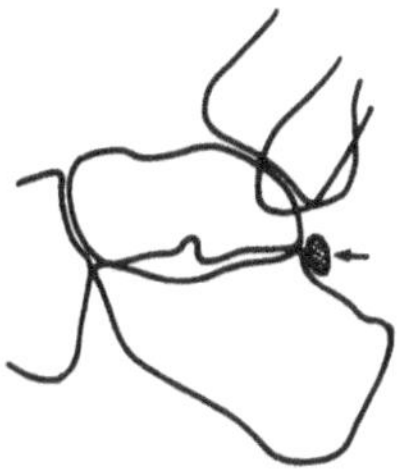

Abb. 66: Os trigonum

Ätiologie und Pathogenese:
Zusätzlicher Fußknochen. Fehlbildung.

Klinisches Bild:
Der zusätzliche Knochen sitzt dem dorsalen Ende des Talus an.

Behandlung:
Exstirpation bei entsprechenden Beschwerden.

Osteoblastom

Ätiologie und Pathogenese:
Gutartiger osteoidbildender und knochenbildender Tumor in den Röhrenknochen und der Wirbelsäule.

Klinisches Bild:
Lokale Schwellung. Belastungsschmerzen. Praedilektionsalter 6 bis 18 Jahre.

Orthopädischer Röntgenbefund:
Scharf begrenzte Aufhellungen der Knochenstruktur mit Randsklerose.

Differentialdiagnose:
Fibröse Knochendysplasie. Osteoid-Osteom. Osteogenes Sarkom. Riesenzellgeschwulst.

Behandlung:
Ausräumung und Spongiosaauffüllung.

Osteochondrosis dissecans

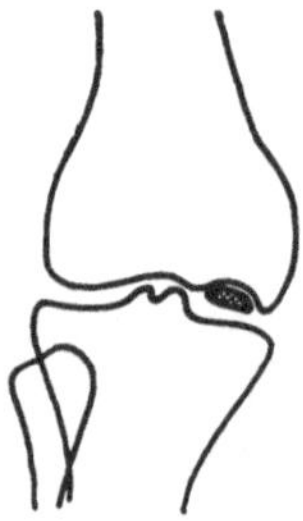

Abb. 67: Osteochondrosis dissecans im medialen Condylus

Ätiologie und Pathogenese:
Umschriebene aseptische Knorpel-Knochennekrose im Bereich der stärksten Belastungszone, immer an der Konvexität der Ge-

lenkfläche. Pathogenetisch werden Entwicklungs- und Wachstumsstörungen von Knorpel und Knochen diskutiert sowie Insuffizienz des arteriellen Gefäßsystems.

Klinisches Bild:
Praedilektionsalter 15—40 Jahre. Gelenksperre durch Einklemmung des Sequesters (Gelenkmaus), bevorzugt an Knie- und Ellenbogengelenk, seltener Sprung- und Hüftgelenk. Häufig beidseitig.

Orthopädischer Röntgenbefund:
Kalkdichter, scharf demarkierter Bezirk subchondral oder bei bereits abgestoßenem Knorpel-Knochen-Sequester (Gelenkmaus) leeres Mausbett in der Konvexität. Angeraten sind Einblickaufnahme nach Frik und Arthrographie.

Differentialdiagnose:
Arthrosis deformans. Gelenktuberkulose.

Behandlung:
Bei Einklemmung Entfernung der freien Gelenkmaus und bei größeren Defekten Implantation von autoplastischem Gelenkknorpel aus nicht belasteten Gelenkflächen mit Knochenwurzel (*Wagner*).

Osteochondrosis ischio-pubica
(Van Neck'sche Nekrose)

Ätiologie und Pathogenese:
Nach *Idelberger* blande Form einer Osteomyelitis. *Zeitlin* und *Eliasen* unterscheiden eine entzündliche und eine nichtentzündliche Form. Das Krankheitsbild wird auch als aseptische Nekrose angesehen.

Klinisches Bild:
Teilweise Fieber und erhöhte Blutsenkung. Leistenschmerzen und Einschränkung der Hüftbeweglichkeit. Kontrakturneigung.

Orthopädischer Röntgenbefund:
Knospenartige Auftreibung der Synchondrosis ischio-pubica, teilweise mit Vacuolenbildung.

Behandlung:
Bei Entzündungszeichen Ruhigstellung und Antibiotika.

Osteodystrophia fibrosa generalisata cystica Recklinghausen (ossäre Form)

Ätiologie und Pathogenese:
Nebenschilddrüsenadenom. Primärer Hyperparathyreoidismus.

Klinisches Bild:
Frauen doppelt so häufig. Praedilektionsalter 30 bis 40 Jahre. Durst, Müdigkeit, Gliederschmerzen. Generalisierte Osteoporose mit Rundrückenbildung. Knochenverbiegung und Spontanfrakturen. Pseudarthrosenbildung wegen schlechter Frakturheilung. Erhöhung der alkalischen Phosphatase und des Serum-Calciumspiegels. Anaemie. Herabsetzung der renalen Phosphorrückresorption mit leichter Erniedrigung des Serum-Phosphorspiegels. Polyurie. Nierensteine. Tödlicher Verlauf durch Nieren- oder Lungenkomplikationen.

Orthopädischer Röntgenbefund:
Corticalisverdünnung und Markraumerweiterung. Strukturauflockerung der Spongiosa. Aufblätterung der Diaphysencompacta des Femurs. Cystenbildung. Osteoporose. Plattwirbel. Kartenherzbecken. Strukturauflockerung der Diploe der Schädelknochen und Sitzbeinverdichtungen. Szintigraphie zur Darstellung des Adenoms.

Differentialdiagnose:
Fibröse Knochendysplasie. Osteomalacie. Osteoporose. Paget. Plasmocytom. Rachitis. Skelettcarcinose.

Behandlung:

Adenomexstirpation, danach Substitutionstherapie mit AT 10, sonst tetanische Anfälle. Stabile Osteosynthesen sind möglich.

Osteogenes Sarkom

Ätiologie und Pathogenese:

Häufigster maligner Tumor, der sich aus dem Knochenmarkmesenchym entwickelt. Spindelzelltumor, vorwiegend aus osteoidem Gewebe.

Klinisches Bild:

Bevorzugtes Lebensalter 10—25 Jahre. Das männliche Geschlecht überwiegt. Lokalisation in den Metaphysen der langen Röhrenknochen (z. B. Knienähe), ferner Becken und Wirbelsäule. Lokale Schmerzen, Schwellung, vermehrte Venenzeichnung, Spontanfrakturen. Rasches Wachstum. Frühzeitige Metastasen in Lungen und Lymphknoten sowie Skelett.

Anaemie. Gewichtsverlust. Hohe BSR und alkalische Phosphatase. Mortalität 90 % innerhalb von 5 Jahren. Sekundäre osteogene Sarkome durch Entartung anderer Knochentumoren nach dem 30. Lebensjahr.

Orthopädischer Röntgenbefund:

Spiculae. Periostspornbildung an den Grenzen zum gesunden Knochen. Osteolytische, osteoblastische und osteosklerotische Prozesse gehen nebeneinander her. Corticalis, Periost und Epiphysenfugen werden durchbrochen, der Gelenkknorpel dagegen nicht. Markstückgroße runde Fleckschatten durch Lungenmetastasen. Angiographie.

Differentialdiagnose:

Chondrosarkom. Ewingsarkom. Fibrosarkom. Myositis ossificans. Osteomyelitis. Paget.

Behandlung:

Resektion. Amputation. Exartikulation. Röntgenbestrahlung der Lungen. Wirkungslos sind Cytostatica und Tumorbestrahlung.

Osteogenesis imperfecta

(Osteogenesis imperfecta congenita letalis et tarda, Osteopsathyrose, Fragilitas osseum hereditaria, Glasknochenkrankheit. Abnorme Knochenbrüchigkeit)

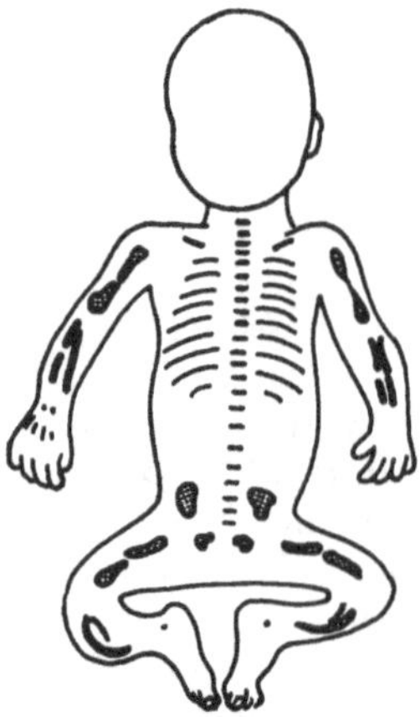

Abb. 68: Osteogenesis imperfecta congenita

Ätiologie und Pathogenese:

Erbleiden (dominant oder rezessiv). Störung der endostalen und periostalen Osteogenese. Nach *K. H. Bauer* sind sämtliche Mesenchymabkömmlinge betroffen. Enzymatischer Defekt in der Ausreifung des Kollagens.

Klinisches Bild:

2 Formen.

Osteogenesis imperfecta congenita letalis (*Vrolik*) mit Frakturen während der Schwangerschaft, unter der Geburt oder kurz danach. Selten überleben die Kinder das 2. Lebensjahr.

Osteogenesis imperfecta tarda (*Lobstein*), bei der die ersten Knochenbrüche meistens bei Gehbeginn auftreten und mit der Pubertät allmählich aufhören. Typischer Kleinwuchs mit monströsen Knochenverbiegungen. Multiple Spontanfrakturen.
Weitere Symptome sind: Blaue Skleren, Bänderschlaffheit, Nagelbrüchigkeit, Hautatrophie, Gefäßdurchlässigkeit, Keloidbildung der Narben, Caries, Skoliose durch Wirbelfrakturen, Taubheit mit ca. 30 Jahren möglich. Prognose ist um so besser, je später die Frakturen beginnen. Abortivformen kommen vor. Spontanheilung im 2. Lebensjahrzehnt.

Orthopädischer Röntgenbefund:
Glasartig durch zarte Knochenbälkchen und papierdünne Knochenrinde. Fehlformen nach multiplen Frakturen. Umbauzonen. Lückenschädel und dünne Schädelkalotte.

Differentialdiagnose:
Chondrodystrophie. *Möller-Barlow.* Polytope enchondrale Dysostosen. Rachitis.

Behandlung:
Symptomatisch. Anabole Hormone. Krankengymnastik.

Osteom

Ätiologie und Pathogenese:
Von den gutartigen Knochengeschwülsten der häufigste. Neubildung des reifen Knochengewebes und Knochenmarks.

Klinisches Bild:
Praedilektionsalter zwischen 10 und 25 Jahren.
Osteoma durum im Bereich der Schädel- und Gesichtsknochen.
Osteoma spongiosum in Wirbelkörpern, Hand- und Fußwurzelknochen.

Orthopädischer Röntgenbefund:
Breitbasig auf den Knochen aufsitzende exostosenartige Vorsprünge oder rundliche Verdichtungen im Spongiosabereich.

Differentialdiagnose:
Reaktive Exostose bei Osteomyelitis.
Periostitis.
Fibröse Dysplasie.

Behandlung:
Abmeißelung oder Ausräumung.
Rezidive selten.

Osteomalacie

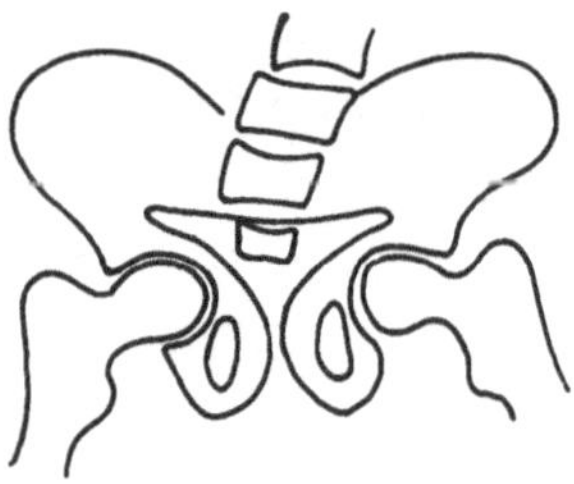

Abb. 69: Kartenherzbecken bei Osteomalacie

Ätiologie und Pathogenese:
Hypovitaminose D im Erwachsenenalter. Verminderung der Calciumrückresorption aus dem Darm. Erkrankung des gesamten Skeletts mit Bevorzugung der Spongiosa. Osteoidbildung statt Knochenbildung. Kalksalzgehalt der organischen Matrix reduziert.

Klinisches Bild:
Weibliches Geschlecht bevorzugt. Skeletterweichung und Verformung der Wirbelkörper (Skoliose), des Beckens (Kartenherzform), der Extremitäten (Coxa vara, O-Beine, X-Beine,

Plattfüße). Typische Bauchquerfalte bei starker BWS-Kyphose. Schwäche, Kreuz- und Gelenkschmerzen. Spontanfrakturen. Erhöhung der alkalischen Phosphatase im Serum.

Orthopädischer Röntgenbefund:

Verwaschene Struktur durch Verdünnung der Spongiosabälkchen. Markraumerweiterung. Compactaverdünnung. Verkrümmung der Extremitätenknochen. Wirbelkörpererniedrigungen (Plattwirbel, konkave Eindellung der Deck- und Bodenplatten).

Differentialdiagnose:

Fast immer Mischform mit der Osteoporose.
Plasmocytom.

Behandlung:

Synthetisches Vitamin D (Vigantol) und Calcium-Phosphorgaben. UV-Licht-Bestrahlung.

Osteomyelitis acuta

(Akute haematogene Osteomyelitis)

Ätiologie und Pathogenese:

Fast ausschließlich Kinder erkranken durch Staphylokokkeninfektion, seltener Streptokokken (Tonsillitis, Otitis media, Furunkel u. a.). Haematogene Streuung und Absiedlung.

Klinisches Bild:

Plötzlicher Beginn mit Fieber und Schüttelfrost. Örtlicher Spontanschmerz und Druckschmerz. Hitze, Rötung und Schwellung im Bereich der gelenknahen Abschnitte der Röhrenknochen. Akutes Stadium ohne röntgenologischen Nachweis der Herddemarkation. Später Reparationsstadium mit Osteosklerose. Wachstumsstörung (Hemmung, Beschleunigung, Fehlwuchs). Komplikationen sind ferner Markplegmone, Synovialitis, subperiostaler Abszeß, Pyarthros.

Orthopädischer Röntgenbefund:
Erste röntgenologische Zeichen meistens erst 2 bis 3 Wochen nach Krankheitsbeginn mit lokalem Spongiosaabbau. Wachstumszonen werden selten durchbrochen. Periostreaktion mit Osteosklerose mäßigen Grades bei der Antibiotikatherapie. Schichtaufnahmen.

Behandlung:
Ausräumung. Allgemeinbehandlung und Lokalbehandlung mit Antibiotika. Resistenzbestimmung der Keime. Ruhigstellung im Gipsverband.

Osteomyelitis chronica
(Chronische Osteomyelitis)

Ätiologie und Pathogenese:
Entsteht aus der akuten Osteomyelitis.

Klinisches Bild:
Chronischer Verlauf mit Sequesterbildung und Sequesterabstoßung sowie Fistelbildung. Rezidivierender Verlauf. Komplikation ist die Amyloidose.

Orthopädischer Röntgenbefund:
Endostale und periostale Knochenneubildung. Knochensklerose. Hyperostose. Demarkation des abgestorbenen Knochens. Sequester. Totenlade.

Behandlung:
Sequestrotomie. Antibiotika lokal und allgemein gegeben. Spüldrainage. Gipsfixation. Resistenzbestimmung.

Osteomyelitis posttraumatica
(Posttraumatische Osteomyelitis)

Ätiologie und Pathogenese:
Direkte Infektion durch Staphylokokken, manchmal auch

durch Pyocyaneus, Coli-, Proteusbakterien bei offenen Frakturen, Weichteilverletzungen, Haematomen, Knochenoperationen.

Klinisches Bild:
Lokale Hitze, Rötung, Schmerzen, Schwellung, Markphlegmone, Röhrenabszeß, Fistelbildung. Fieber. Hohe Blutsenkung.

Orthopädischer Röntgenbefund:
Knochengewebsverdichtungen. Knochenstrukturzerstörungen. Sequesterbildung.

Behandlung:
Ausräumung von Granulationsgewebe und Sequestern sowie anschließend lokale und Allgemeinbehandlung mit Antibiotika nach Resistenzbestimmung. Gipsfixation. Teilweise Apparatversorgung erforderlich.

Osteomyelitis sclerosans (Garré)

Ätiologie und Pathogenese:
Primär chronische Infektion durch abgeschwächte Bakterien.

Klinisches Bild:
Rezidivierende lokale Hitze, Rötung, Schwellung und Fisteleiterungen. Sequesterbildung. Gefahr der Amyloidose und der sarkomatösen Entartung.

Orthopädischer Röntgenbefund:
Knochenstrukturverdichtungen. Periostverdickungen. Sequester.

Differentialdiagnose:
Ewing-Sarkom. Osteogenes Sarkom. Tuberkulose.

Behandlung:
Ausräumung. Knochenspüldrainage. Antibiotika. Gipsfixation.

Osteo-Onycho-Dysplasie
(Beckenhornsyndrom, Nagel-Patella-Syndrom)

Ätiologie und Pathogenese:
Chromosomenanomalie.

Klinisches Bild:
Unterentwickelte oder fehlende Patella. Teilweise Patellaluxation. Radiusköpfchenluxation. Pseudo-Madelung. Hypoplasie des Schultergelenkes. Hornartige Beckenschaufeln.

Behandlung:
Symptomatisch.

Osteopoikilie
(Osteodysplasia enostotica)

Ätiologie und Pathogenese:
Wahrscheinlich dominantes Erbleiden. Enostosen, die über das ganze Skelett verteilt sind.

Klinisches Bild:
Schubweiser Verlauf. Zeitweise ziehende Schmerzen in den betroffenen Abschnitten.

Orthopädischer Röntgenbefund:
Verdichtungsherde von Linsengröße in der Spongiosa der gelenknahen Abschnitte der Röhrenknochen, aber auch im Becken und seltener im Wirbelkörper und Schädel.

Differentialdiagnose:
Carcinommetastase. Knochentuberkulose. Leukaemieherde. Lues. Osteomyelitis. Osteomyelosklerose.

Behandlung:
Symptomatisch.

Osteoporose

Ätiologie und Pathogenese:
Osteoblastenschwäche bei normalem Knochenabbau, dadurch Rarefizierung der Knochenbälkchen.

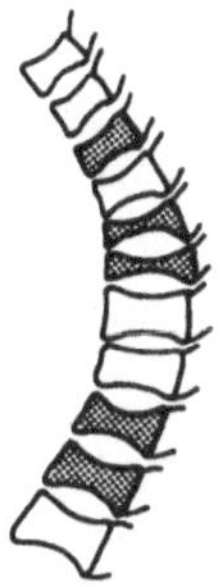

Abb. 70: Fischwirbel bei Osteoporose (WS seitlich)

Klinisches Bild:
Wir unterscheiden eine praesenile Form, die vorwiegend Becken und Wirbelsäule bei Frauen betrifft, und eine senile Form des gesamten Skeletts bei Männern und Frauen. Als Folge der Knocheninstabilität Sinterungsfrakturen der Wirbelkörper und Rückenschmerzen. Bretthartе Verspannung der Rückenmuskulatur. Klopf- und Stauchungsschmerz der Wirbelsäule. Fixierter Rundrücken (Altersrundrücken). Spontanfrakturen des Schenkelhalses.

Orthopädischer Röntgenbefund:
Vermehrte Strahlendurchlässigkeit des Knochens. Hypertrophische Atrophie (Verdickung der verminderten Anzahl der Knochenbälkchen). Fischwirbelbildung durch Sinterungsfrakturen.

Differentialdiagnose:
Beckenkammbiopsie zur Sicherung der Diagnose. Morbus Recklinghausen (Osteodystrophia fibrosa generalisata). Morbus Cushing. Osteomalacie (oft kombiniert mit der Osteoporose).

Behandlung:
Anabolika (Primobolan-Depot i. m.), eiweißreiche Kost, Multivitaminpräparate, die auch Vitamin D 3 enthalten, Calcium (z. B. Frubiase-Calcium-forte-Trinkampullen, Osspulvit, Ossin u. a.). Kurzfristige Bettruhe, dann Krankengymnastik, Bewegungsbäder, Stangerbäder, Massagen, Beschäftigungstherapie.

Osteoradionekrose

Ätiologie und Pathogenese:
Durch ionisierte Strahlen von entsprechender Stärke und Dauer kommt es zur Schädigung der zellulären Elemente des Knochengewebes und der Bindegewebszellen der knochenversorgenden Gefäße. Der Strahlenschaden entwickelt sich nach einer Latenzzeit. Nach Monaten bis Jahren kommt es zur Rarefizierung der Knochenbälkchen und zur Demineralisierung sowie durch Stabilitätsverlust zur Spontanfraktur.

Klinisches Bild:
Meistens erst durch Spontanfraktur Diagnosestellung. Praedilektionszonen: Kiefer, Schenkelhals, Rippen.

Orthopädischer Röntgenbefund:
Aufgelockerte Spongiosastrukturierung.

Differentialdiagnose:
Carcinommetastasen. Plasmocytom.

Paget
(Paget'sche Erkrankung, Ostitis deformans Paget)

Ätiologie und Pathogenese:
Erstbeschreibung durch *J. Paget* (1876). Familiäre Häufung. Von *Herzog* den geschwulstähnlichen Prozessen zugeordnet.

Albright vermutet eine primäre Gefäßanomalie und *Luxton* einen Zusammenhang mit der Struma lymphomatosa.

Klinisches Bild:

Häufigkeit 2—3 ‰. Männer vermehrt befallen, besonders zwischen dem 50. und 60. Lebensjahr. Erkrankung von Knochen und Periost. Hauptlokalisation der polyostotischen Form sind Wirbelsäule einschließlich Kreuzbein, Schädel, Becken, Radius und Tibia, die breiter und plumper aber instabil werden und sich verformen.
Lokalisation der seltenen monostotischen Form sind Lendenwirbelsäule, Clavicula, Metacarpalknochen, Calcaneus, Patella. Anfangs osteoklastische Destruktion, später osteoblastische Knochenneubildung, Verformung und Spontanfrakturen der Extremitäten mit normaler Frakturheilung. Schädelumfangsvergrößerung. Anfangs oft ischialgieforme Beschwerden, später Kopfschmerzen. Langsamer Verlauf. Erhöhung der alkalischen Phosphatase. Maligne Umwandlungen kommen vor sowie Metastasierungen, auch in den Lungen.

Orthopädischer Röntgenbefund:

Leontiasis ossea. Basiläre Schädelimpression. Rahmenartige Verdichtungen der Wirbelkörper und Sinterungen. Unregelmäßige Corticalisverdichtungen, grobsträhnige Spongiosastrukturzeichnung. Verformung des Femur nach lateral, der Tibia nach ventral, des Radius nach lateral. Umbauzonen im Krümmungsscheitel.

Differentialdiagnose:

Carcinommetastasen. Knochentuberkulose. Knochenlues. Fibröse Knochendysplasie. Chronische Osteomyelitis. Osteodystrophia fibrosa generalisata (Recklinghausen).

Behandlung:

Vorübergehende Besserung durch Röntgenbestrahlung. Kontrasexuelle Hormone. Umstellungsosteotomie. (Knochenheilung normal).

Parkinson
(Parkinson'sche Krankheit, Paralysis agitans)

Ätiologie und Pathogenese:
Degenerative Erkrankung des Globus pallidus, fast ausschließlich bei Männern im höheren Lebensalter.

Klinisches Bild:
Mimische Starre, Zwangsbewegungen des Kopfes (Kopfnicken) und der Extremitäten (Pillendrehen der Finger). Propulsion und Retropulsion beim Gehen. Verlangsamte Bewegungsabläufe.

Behandlung:
Krankengymnastik. Beschäftigungstherapie. Medikamente durch den Neurologen.

Patella partita
(Patella bipartita, -tripartita, -multipartita)

Ätiologie und Pathogenese:
Normvariante. Ossifikationsstörung der aus mehreren Kernanlagen entstehenden Patella.

Klinisches Bild:
Doppelseitigkeit häufig und Lage der Anomalie immer im oberen äußeren Quadranten der Patella. Oft symptomlos, manchmal Knieschmerzen oder Quadricepsschwäche.

Orthopädischer Röntgenbefund:
Zwei- oder mehrgeteilte Kniescheibe.

Differentialdiagnose:
Patellafraktur.

Behandlung:
Keine, bei Beschwerden eventuell Exstirpation des Teilstückes.

Peromelie

Ätiologie und Pathogenese:
Keimschädigung (z. B. nach Thalidomid).

Klinisches Bild:
Angeborene Amputationen.

Behandlung:
Prothesenversorgung. Krankengymnastik. Beschäftigungstherapie.

Perthes
(Perthes'sche Erkrankung, Morbus Perthes, Malum coxae juvenile, Osteochondritis coxae deformans juvenilis)

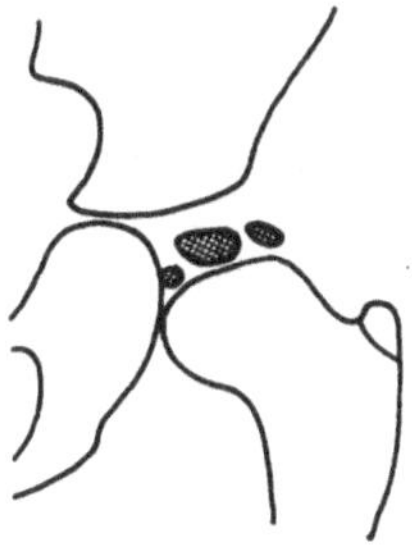

Abb. 71: Perthes'sche Erkrankung

Ätiologie und Pathogenese:
Aseptische Totalnekrose des Schenkelkopfkernes, wahrscheinlich durch angeborene lokale Insuffizienz der Gefäßversorgung des Schenkelkopfes. Familiäre Häufung. Durch Acceleration Verschiebung des Häufigkeitsgipfels.

Klinisches Bild:
Lebensalter 2 bis 12 Jahre. Geschlechtsverhältnis von 4 Knaben zu 1 Mädchen. Häufigkeit 0,4 ‰. 20 % Doppelseitigkeit. Spontan- und Ermüdungsschmerzen in der Leiste mit Knie-

ausstrahlung. Frühzeitige Abduktions- und Innenrotationseinschränkung der Hüfte. Hüfthinken. Leichte Beinverkürzung und Muskelverschmächtigung. Impressionsfraktur des Schenkelkopfkernes durch Festigkeitsminderung infolge Epiphysennekrose.

Orthopädischer Röntgenbefund:
Initialstadium mit Verbreiterung des röntgenologischen Gelenkspaltes durch Weiterwachsen des Gelenkknorpels. Laterale Fissur am Schenkelkopfkern. Kopfkernverdichtung. Abplattung und schließlich Zerfall des Kopfkernes. Fragmentierungsstadium. Reossifikationsstadium mit Strukturnormalisierung. Schenkelkopf niedriger und breiter. Walzenform. Schenkelhals kurz und plump.

Differentialdiagnose:
Coxitis. Enchondrale Dysostose. Epiphyseolysis capitis femoris.

Behandlung:
Umstellungsosteotomie zwecks Änderung der Druck- und Zugverhältnisse mit guter Prognose. Krankengymnastik. In Einzelfällen Apparatversorgung.

Pes adductus
(Sichelfuß)

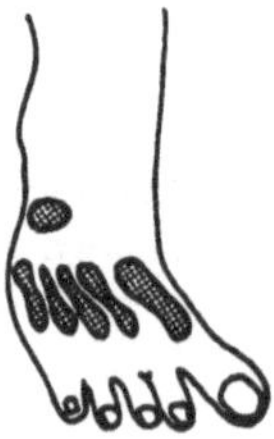

Abb. 72: Pes adductus (Sichelfuß)

Ätiologie und Pathogenese:
Angeborene Dysplasie der Ossa cuneiformia.

Klinisches Bild:
Vorfußadduktion bei normalem Rückfuß.

Behandlung:
Manuelle Redression und Gipsfixation. In Einzelfällen Eröffnung der Gelenkkapseln am inneren Fußrand erforderlich.

Pfaundler-Hurler-Krankheit
(Dysostosis multiplex)

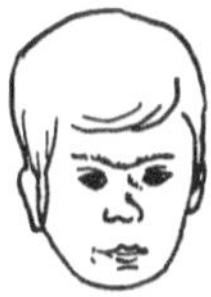

Abb. 73: Gargoylismus

Ätiologie und Pathogenese:
Polytope enchondrale Dysostose.
Erbleiden mit rezessivem Erbgang. Vorwiegend metaphysäre Störung der enchondralen Ossifikation. Pathologische Mucopolysaccharid-Harnausscheidung.

Klinisches Bild:
Disproportionierter Zwergwuchs. Männliches Geschlecht häufiger betroffen. Erscheinungsbild entwickelt sich vom 2. Lebensjahr ab mit großem Kopf, Sattelnase, vorstehenden Stirnhöckern, fratzenhafter Physiognomie (Wasserspeiergesicht, Gargoylismus), wulstigen Lippen, dicker Zunge, Hornhauttrübung (Spaltlampenuntersuchung), kurzem Hals, verkrümmten Extremitäten, tatzenhaften Händen mit Beugekontrakturen der Finger, Uhrglasform der Finger- und Zehennägel, Hüftverrenkung, X-Beinen und Pes planus sowie Bewegungseinschränkung der Gelenke, Hepatosplenomegalie, Schwerhörigkeit, Intelligenzstörungen. Die Muskulatur ist meistens gut entwickelt, trotzdem finden sich Leisten- und Nabelhernien und Rectusdiastasen. 14 % Blutsverwandtschaft, Kinder sterben meistens vor dem 10. Lebensjahr.

Orthopädischer Röntgenbefund:
Breit klaffende Schädelnähte, vergrößerte Sella turcica, Platyspondylie, knollige Auftreibung der Rippen an den Wachstumszonen. Zuckerhutförmige Grundphalangen. Kartenherzform des Beckens.

Differentialdiagnose:
Morquio. Léri. Kretin. Chondrodystrophie.

Behandlung:
Symptomatisch.

Phokomelie

Ätiologie und Pathogenese:
Keimschädigung (z. B. Thalidomid).

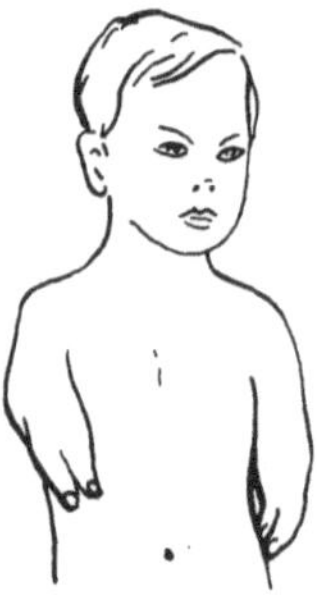

Abb. 74: Phokomelie (Robbengliedrigkeit)

Klinisches Bild:
Robbengliedrigkeit. Hand und Fuß entspringen unmittelbar an Schulter oder Hüfte durch Fehlen der langen Röhrenknochen.

Behandlung:
Frühprothesenversorgung. Krankengymnastik. Beschäftigungstherapie.

Plasmocytom
(Multiples Myelom, Kahler'sche Krankheit)

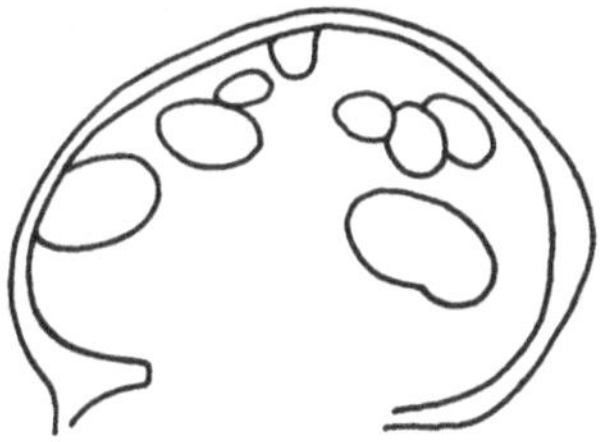

Abb. 75: Scharf ausgestanzte Schädelherde bei Plasmocytom (Schädel seitlich)

Ätiologie und Pathogenese:

Neubildung aus dem Reticuloendothel des Knochenmarks, besonders aus den reticulären Plasmazellen. Rundzellgeschwulst. Generalisierte Skelettausbreitung, aber auch solitäres Vorkommen.

Klinisches Bild:

Häufiger bei Männern im Alter zwischen 50 und 70 Jahren. Bevorzugte Lokalisationen sind Wirbelsäule, Schädel, Sternum, Rippen, Becken, Schulterblätter. Spontanfrakturen. Konstanter Lumbalspasmus oder ziehende Schmerzen im betroffenen Bereich. Hohe BSR. Fortschreitende Anaemie. Bence-Jones-Eiweißkörper im Urin, die zur Myelomniere durch Tubuluszerstörung mit Nierenversagen führen können. Myelomzellen im Sternalpunktat. Leukopenie. Thrombozytenabfall. Haemorrhagische Diathese. Hypercalcaemie. Hohe γ-Globulinzacke in der Serumelektrophorese. Paraproteinnachweis in der Immunelektrophorese.
Tödlicher Ausgang oft schon im ersten Erkrankungsjahr. Terminal extraossäre Absiedlungen in Milz, Leber, Magen, Darm, oberer Respirationstrakt.

Orthopädischer Röntgenbefund:

Hochgradige Osteoporose oder wie ausgestanzt aussehende kreisrunde Destruktionsherde. Knochenstruktur wie ausradiert.

Differentialdiagnose:
Carcinommetastasen. Eosinophiles Granulom. Ewing-Sarkom. Gaucher. Hand-Schüller-Christian. Hodgkin. Hyperparathyreoidismus. Osteoblastom. Osteoporose.

Behandlung:
Probeexzision wo diagnostische Schwierigkeiten. Cytostatica. Röntgenbestrahlung der Destruktionen zur Schmerzbekämpfung.

Plattfuß (angeborener)
(Pes plano valgus congenitus)

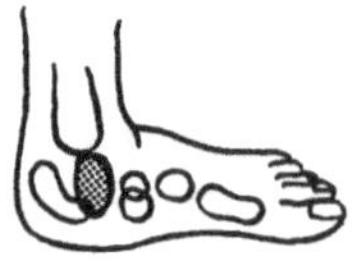

Abb. 76: Angeborener Plattfuß mit Steilstellung des Talus

Ätiologie und Pathogenese:
Mißbildung. Vereinzelt Erbleiden.

Klinisches Bild:
Meistens doppelseitig. Fußsohle konvex. Fußrücken konkav. Schaukelform des Fußes. Valgusstellung der Ferse.

Orthopädischer Röntgenbefund:
Talus steht auf dem Kopf (Steilstellung). Luxation des Os naviculare auf den Rücken des Taluskopfes.

Differentialdiagnose:
Angeborener Hackenfuß.

Behandlung:
Achillessehnenverlängerung. Kapseleröffnung des oberen und unteren Sprunggelenkes, Reposition des Naviculare und Fixation mit Kirschner-Drähten. Gipsfixation für 2 Monate. Schienenlagerung, später Einlagen. Operationsalter im ersten Lebensjahr.

Platthand

Ätiologie:
Angeborene Mißbildung.

Klinisches Bild:
Subluxation des Metacarpo-Carpalgelenkes I mit vermehrter Abduktionsmöglichkeit des Daumens.

Behandlung:
Symptomatisch. Beschäftigungstherapie. Funktionsschienenversorgung.

Poliomyelitis
(Heine-Medin'sche Erkrankung, Kinderlähmung)

Ätiologie und Pathogenese:
Virusinfektion (3 Virusarten bekannt) durch Nahrungsmittel, Abwässer, Fäkalien. Disseminierte Meningo-Encephalitis. Absiedlung in den Ganglienzellen des Hirns und den spinalen Vorderhornzellen, die zerstört werden können.

Klinisches Bild:
Bevorzugtes Auftreten im Spätsommer. Inkubationszeit 7—14 Tage. Katarrhalisches Initialstadium. Nach kurzer Latenzphase gefolgt vom praeparalytischen Stadium für mehrere Tage mit meningitischen Symptomen und Gliederschmerzen. Schließlich tritt in einem Teil der Fälle das Lähmungsstadium (spinal- oder cerebralparalytische Form) ein mit typischer zweigipfliger Fieberkurve. Die Lähmung erscheint durch Ödembildung anfangs ausgedehnter als die wirkliche Dauerschädigung. Lähmungslokalisation: 1 Bein, beide Beine, 1 Arm 1 Bein der Gegenseite, 1 Arm, beide Arme. Ferner Kombination von Lähmungen der Bauch- und Rückenmuskulatur mit den unteren Extremitäten. Nach 2 Jahren Stadium der bleibenden Lähmung. Störung der Trophik und des Wachstums. Fast nie Sensibilitätsstörungen oder spastische Komponente. Orientierender funktio-

neller Muskelstatus und elektrische Untersuchung zur Feststellung des Lähmungsumfangs und zur Verlaufskontrolle. Die gelähmten Muskeln zeigen galvanisch eine Entartungsreaktion (träge wurmförmige Zuckung) und faradisch keine Erregung. 2 Arten von Kontrakturbildung:

a) Reflexkontraktur, durch den Fortfall der Hemmungsimpulse der gelähmten Muskulatur kommt es zur Tonuserhöhung der Antagonisten und damit zur Verkürzung der gesunden oder weniger paretischen Muskeln bei Kindern.
b) Schrumpfungskontraktur, in den ständig gelähmten Muskeln.
   Bei aparalytischem Verlauf stille Feiung durch Immunität. Reparationsstadium beginnt 2 Monate nach Krankheitsbeginn.

Differentialdiagnose:

Lähmung bei Diphtherie. Muskeldystrophie. Myelomeningocele. Spinale Muskelatrophie.

Behandlung:

Im Schmerzzustand Ruhigstellung. Danach Lagerung der Extremitäten in Gebrauchsstellung. Wärmeanwendung. Passive Bewegungsübungen. Neurotongymnastik (Elektrotherapie). Krankengymnastik (isometrisch und isotonisch). Bewegungsübungen im warmen Wasser. Beschäftigungstherapie. Übungen im Schlingentisch (zur Ausschaltung der Schwerkraft). Zur Durchblutungsförderung leichte Streich- und Bürstenmassagen. Pausen zwischen den Übungen erforderlich, da die paretischen Muskeln sich erholen müssen. Verhütung oder Beseitigung von Kontrakturen. Übungsschienen. Lagerungsschienen. Schedeschiene. Umstellungsgips. Lochgips (*Pitzen*) gegen Spitzfuß.

Operative Maßnahmen: Sehnenverlängerungen oder -verlagerungen. Gelenkversteifungen. Anschlagsperre. Osteotomien. Sehnenspiegeldurchtrennung (*Vulpius*). Bänder- und Gelenkkapseldurchtrennungen.

Prophylaxe: Ist die wichtigste Maßnahme (z. B. Schluckimpfung im 1. Lebensjahr und Intracutanvakzination).

Polyarthritis chronica
(Chronische Polyarthritis. Chronischer Gelenkrheumatismus)

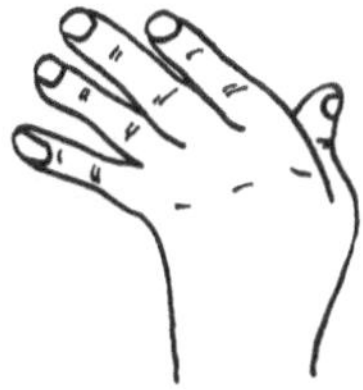

Abb. 77: Windmühlenflügelstellung der Finger bei PCP

Ätiologie und Pathogenese:
Häufigste Erkrankung aus dem rheumatischen Formenkreis. Familiäre Disposition. Infekte wirken krankheitsauslösend.

Klinisches Bild:
Verlauf mit Synovialitis, dann hypertrophischen Granulationen und obliterierender Arteriitis, venöser Abflußstörung, Ernährungsstörung, Degeneration und Destruktion. Beginn meistens zwischen 20 und 30 Jahren, bei Frauen dreimal mehr. Häufigkeit insgesamt 2 ‰. Symmetrischer Befall. Schmerzen, Schwellungen und Entzündungen der kleinen Gelenke der Hände aber auch der Füße. Gelenknahe subcutane Knotenbildungen. Allmähliche Einsteifung der betroffenen Gelenke. Windmühlenflügelstellung und Beugefunktionsbehinderung der Finger. Muskelatrophie. Gelenkschmerzen durch peptidartige Stoffe (*Kinine*). Hohe BSR. Positives C-reaktives Protein und Rheumafaktoren. Gammaglobulinvermehrung. Erhöhung der Serum-Kupfer-Werte. Leukopenie. Hypochrome Anaemie.

Orthopädischer Röntgenbefund:
Vergrößerungsaufnahmen und Schichtaufnahmen.
Diffuse und fleckige Knochenatrophie. Trabekelverdünnung. Verschmälerung der Diaphysencompacta. Verengung des röntgenologischen Gelenkspaltes. Gelenkflächendestruktionen. Fehlstellungen. Verknöcherungen an den Ansatzstellen von Bändern und Muskeln, am Calcaneus, den Sitzbeinen und Trochanteren.

Differentialdiagnose:

Felty-Syndrom. Sjögren-Syndrom. Still'sche Krankheit.

Behandlung:

Salicylate, Indometacin, Pyrazolon, Chloroquin, Gold, Corticoide. Cytostatica. Wärmeanwendungen. Bewegungsbäder. Krankengymnastik. Beschäftigungstherapie.
Operativ: Synovialektomie, Arthrodese, Alloarthroplastik (u. a.).

Polydaktylie

Ätiologie und Pathogenese:

Häufig auftretende angeborene erbliche Mißbildung. Fast immer sind mehrere Familienangehörige betroffen. Überzählige Finger oder Zehen.

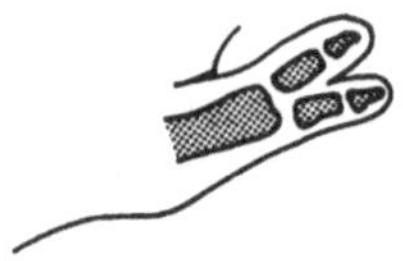

Abb. 78: Daumendoppelung

Klinisches Bild:

Hände mehr als Füße betroffen, besonders Daumen- und Kleinfingerverdoppelungen. Binnenstrahlen sind seltener betroffen. Radius- und Ulnaverdoppelung sind sehr selten.

Orthopädischer Röntgenbefund:

Verdoppelungen von Phalangen und Metacarpalia oder Metatarsalia sind mehr oder minder ausgeprägt.

Behandlung:

Exstirpation, wenn wegen Fehlwachstum erforderlich. (Narben wachsen nicht mit.)

Progressive Muskeldystrophie

Ätiologie und Pathogenese:
Erbliche Stoffwechselerkrankung mit Befall der quergestreiften Muskulatur. *Blietz* behauptet einen Membrandefekt mit verminderter Assimilation der Glukose. Erhöhte Kreatinphosphokinase-Aktivität (CPK). Kernwanderung zur Muskelfasermitte. Muskelfaserschwund.

Klinisches Bild:
Tapirmund. Scapulae alatae. Hyperlordose. Gnomenwaden. Gehschwäche. Fehlen der Sehnenreflexe. Kontrakturen. Skoliose. Coxa valga. Spontanfrakturen. Herzmuskelbeteiligung. Remissionslose Progressivität. Je früher das Leiden beginnt, desto bösartiger der Verlauf.

Differentialdiagnose:
Neurale Muskelatrophie. Polymyositis chronica. Poliomyelitis. Progressive spinale Muskelatrophie. Triorthokresylphosphorsäure-Vergiftung.

Behandlung:
Symptomatische Therapie. Krankengymnastik. Anabole Hormone. Elektromyographie. Probeexzision. Beschäftigungstherapie.

Protrusio acetabuli

Ätiologie und Pathogenese:
Erbleiden. Wahrscheinlich angeborene Dysplasie des Pfannenbodens. Manifestiert sich mit der Pubertät.

Klinisches Bild:
Immer Doppelseitigkeit. 1 ‰ Häufigkeit. Fast ausschließlich weibliches Geschlecht. Leichte konzentrische Bewegungseinschränkung des Hüftgelenkes. Beschwerden meistens erst im 5. Lebensdezennium bei fortgeschrittener Coxarthrose. Erworbene Form der Protrusio acetabuli ist fast immer einseitig.

Orthopädischer Röntgenbefund:
Vorwölbung des verdünnten Pfannenbodens in das Beckeninnere. Die Kontur der Hüftpfanne überragt die Linea terminalis.

Differentialdiagnose:
Beckenbrüche. Osteomyelitis. Paget. Polyarthritis. Tuberkulose. Tumoren.

Behandlung:
Totalendoprothese, wo erforderlich zusätzlich Osteoporosetherapie. Krankengymnastik. Beschäftigungstherapie.

Pseudarthrosen

Ätiologie und Pathogenese:
Ausbleiben der knöchernen Frakturheilung durch ein Interpositum, einen Knochendefekt, verschobene Bruchstücke, ungenügende Ruhigstellung oder Stoffwechselstörungen, hochgradige Entkräftung und Lues.

Klinisches Bild:
Abnorme Beweglichkeit im Falschgelenk. Funktionseinschränkung. Schmerzen.

Orthopädischer Röntgenbefund:
Knöcherne Abdeckelung der Fragmentenden.

Behandlung:
Operative Anfrischung der Fragmentenden und Druckosteosynthese oder Markraumnagelung. Bei Defektpseudarthrosen Knochenspaneinpflanzung und Spongiosaplombe.

Pseudospondylolisthesis

Ätiologie und Pathogenese:
Wirbelverschiebung durch Lockerung im Bereich der Zwischensegmente infolge Innendruckverlust der Bandscheibe.

Klinisches Bild:
Fixation des betroffenen Segmentes und Bewegungseinschränkung.

Behandlung:
Physikalische Therapie und bei neurologischen Ausfällen Bandscheibenausräumung. Krankengymnastik.

Querschnittslähmung

Ätiologie und Pathogenese:
Durch raumbeengende Prozesse im Wirbelkanalbereich Ischaemie des Rückenmarks wie Tumoren, Entzündungen und Unfallfolgen.

Klinisches Bild:
Anfangs schlaffe, später auch spastische Lähmung der Extremitäten, der Blase und des Darmes. Neigung zu Kontrakturen und trophische Störungen. Aufliegegeschwüre an Fersen, Sitzbein, großem Rollhügel und Kreuzbein.

Behandlung:
Krankengymnastik. Beschäftigungstherapie. Tägliches Durchbewegen der Extremitäten. Gute Lagerung und stündliches Drehen (Drehbetten, Schaumgummi, aufblasbare Unterlage). Hautpflege. Manuelle Blasenentleerung muß bis zu der sich einstellenden Blasenautomatik geübt werden. Diät. Manuelle Ausräumung der Ampulla recti. Schlingentisch (Übungen bei schwereloser Aufhängung). Bewegungsbäder. Kräftigung der Schultergürtel- und Armmuskulatur, um mit deren Hilfe soziale Unabhängigkeit zu erreichen. Krankenfahrstuhltraining. Berufliche Rehabilitation als Endziel. Querschnittszentren.

Rachitis
(Englische Krankheit)

Ätiologie und Pathogenese:
Sonnenlichtmangel in den ersten Lebensjahren. Dadurch fehlende Umwandlung des vom Körper gebildeten Provitamins in Vitamin D. Durch Vitamin-D-Mangel Persistenz der hyalinen Knorpels und des unverkalkten Osteoids mit Knochenerweichung. Durch vermehrte Osteoidbildung erhöhte alkalische Phosphatase im Serum. Erbliche Rachitisdisposition. Selten ungenügende Calciumresorption bei Darmerkrankungen. Funktion des Vitamin D: Mineralsalzeinlagerung in den Knochen sowie Calcium-, Phosphor-, Zitronensäureresorption aus dem Darm, Phosphatreabsorption in den Tubuli contorti.

Klinisches Bild:
Häufigkeit ca. 30 % einschließlich der leichten Formen. Unruhe, Blässe, Schwitzen. Verknöcherungsstörungen in den Zonen der jeweils größten Wachstumsgeschwindigkeit bis zum 3. Lebensjahr: In den ersten Lebensmonaten am Schädel (Cranio-

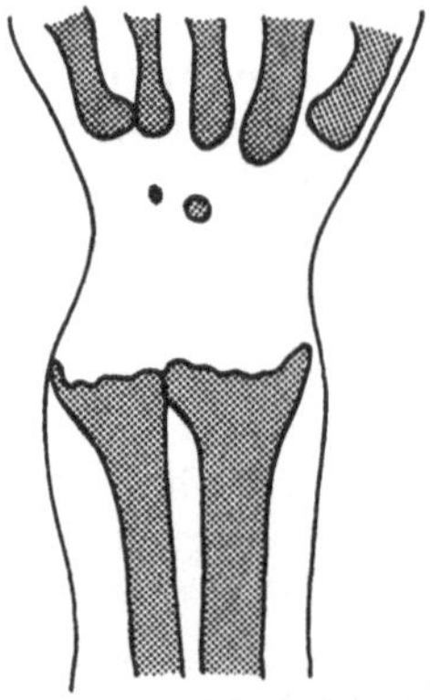

Abb. 79: Kelchform der Diaphysen bei Rachitis

tabes, später Caput quadratum mit vorstehenden Tubera frontalia), danach Thorax (Rosenkranz durch Verdickung an den Knorpel-Knochen-Grenzen und Harrison'sche Furche durch

Zwerchfelleinziehung) und Wirbelsäule (rachitischer Sitzbuckel), Becken (Kartenherzform), Extremitäten (O-Beine, Becherform der Metaphysen).

Orthopädischer Röntgenbefund:
Verbreiterung der praeparatorischen Verkalkungszonen. Kelchförmige Erweiterung der Metaphysenenden der Röhrenknochen. Verformungen. Looser'sche Umbauzonen (schleichende Fissur an den Belastungsspitzen). Grünholzfrakturen.

Differentialdiagnose:
Enchondrale Dysostosen. Lues congenita. Möller-Barlow. Osteogenesis imperfecta.

Behandlung:
Rachitisprophylaxe bei jedem Kind ab 2. Lebensmonat. Synthetisches Vitamin D (Vigantol) als Dauer- oder Stoßtherapie. Fischlebertran. Sonnen- oder Höhensonnenbestrahlung. Nur in Ausnahmefällen Korrekturoperationen, die nicht vor dem 6. Lebensjahr durchgeführt werden sollten.

Radiusköpfchenluxation
(Angeborene Verrenkung des Radiusköpfchens)

Ätiologie und Pathogenese:
Angeborene Mißbildung.

Klinisches Bild:
Meistens beiderseitige Radiusköpfchenluxation mit Supinationsbehinderung und Beugebehinderung. Cubitus valgus und leichte Pronationsstellung.

Orthopädischer Röntgenbefund:
Verformung des Radiusköpfchens und Luxationsstellung.

Behandlung:
Radiusköpfchenresektion. Krankengymnastik. Beschäftigungstherapie.

Raynaud'sche Erkrankung
(Morbus Raynaud)

Ätiologie und Pathogenese:
Gefäßkrämpfe unbekannter Ursache. Auslösung durch feuchte Kälte oder Erregung. Ungenügende Anpassungsfähigkeit der Gefäße auf exogene Einflüsse. Venektasien. Gewebstod an den Fingerendgliedern.

Klinisches Bild:
Anfallsweise Gefäßkrämpfe, meistens bei Frauen. Kältegefühl. Hautblässe. Starke Schmerzen. Dauer oft tagelang mit Geschwürbildung an den Akren.

Differentialdiagnose:
Akroparaesthesie. Atherosklerose. Cervicalsyndrom. Diabetische Gangrän. Endangiitis obliterans (Winiwarter-Buerger). Ergotaminmißbrauch. Halsrippe. Lues. Sklerodermie. Quecksilber- und Bleivergiftungen, Tumoren.

Behandlung:
Stellatumblockaden. Resektion des Ganglion stellatum. Thorakale Sympathektomie. Gefäßerweiternde Mittel. Reserpin-Medikation. Anabole Hormone. Nikotinverbot. Ansteigende Armbäder. Kohlensäuregasbäder.

Reiter'sche Syndrom

Ätiologie und Pathogenese:
Gehört zum Formenkreis der rheumatischen Erkrankungen. Ätiologie umstritten. Gonokokken, Colibakterien, Proteus, Enterokokken aber auch Viren werden angeschuldigt.

Klinisches Bild:
Männer überwiegen weitgehend. Typische Trias: Polyarthritis, Urethritis, Conjunctivitis — schubweise auftretende Gelenk-

entzündungen der unteren Extremitäten. Tendovaginitis. Periostitis. 50 % der Fälle mit Befall der Iliosacralgelenke und Appositionen an Sitz- und Fersenbeinen. Eosinophilie.

Orthopädisches Röntgenbild:

Knochenatrophie. Periostverdickungen. Knochendestruktionen. Synostosen. Ankylosen. Spondylosis hyperostotica (Forestier).

Behandlung:

Antirheumatica. Penicillin.

Retothelsarkom
(Reticulumzellsarkom, Reticulosarkom)

Ätiologie und Pathogenese:

Aus Knochenmarkreticulumzellen entstehend.

Klinisches Bild:

In den Dia- und Metaphysen bei Kindern und Jugendlichen vorkommend. Schmerzen und Spontanfrakturen. Metastasierung in Lymphbahnen und Lungen.

Orthopädischer Röntgenbefund:

Unscharfe Osteolysen mit Markraumerweiterung und Rindenzerstörung ohne wesentliche Periostreaktion.

Differentialdiagnose:

Ewingsarkom. Lymphosarkom. Osteogenes Sarkom.

Behandlung:

Amputation und Röntgenbestrahlung der regionalen Lymphbahnen. Überlebensquote nach 5 Jahren höchstens 70 %.

Rhachischisis
(Dysraphie, Spina bifida aperta)

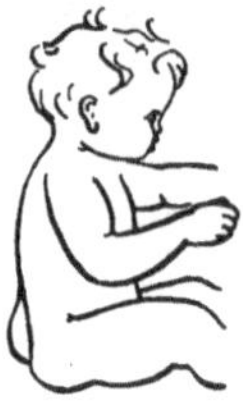

Abb. 80: Myelomeningocele

Ätiologie und Pathogenese:
Fehlbildung des Rückenmarks und der Wirbelsäule durch Schädigung des Rumpforganisators oder manchmal auch des Kopforganisators während der Neurulation, selten erblich.

Klinisches Bild:
Myelomeningocelen (durch die Bogenspalte hernienartig hervorquellendes dorsal offenes Rückenmark). Myelocystocele (Cystenbildung im Spinalkanal).
Myelomeningocelen und Myelocystocelen mit schlaffen Lähmungen der Beine, des Sphincter ani et vesicae sowie des Beckenbodens. Störung der Trophik und Sensibilität (Querschnittsyndrom). Kontrakturen der unteren Extremitäten, Fehlstellungen, Luxationen, Hydrocephalus. Meningocele (Vorwölbung der Rückenmarkshäute) und Spina bifida occulta (offener Wirbelbogen) ohne neurologische Ausfälle.

Orthopädischer Röntgenbefund:
Kombinationsmißbildungen mit Skoliosen, Hüftluxationen, Fehlbildungen von Händen und Füßen, Spontanfrakturen.

Differentialdiagnose:
Sogenannte congenitale Hüftluxation.
Paresen anderer Genese.

Orthopädische Behandlung:
Exponentialstrom. Krankengymnastik zur Kontrakturverhü-

tung. Apparatversorgung. Ablösung der Spinamuskeln. Sehnenverlängerung am Pes anserinus und M. biceps femoris. Durchtrennung des Sehnenspiegels des Triceps surae.

Rheumatisches Fieber

(Akuter Gelenkrheumatismus, akutes rheumatisches Fieber, akute Polyarthritis)

Ätiologie und Pathogenese:
Erbliche Streptokokkenallergie und ihre Toxine.

Klinisches Bild:
Beginn meistens durch Streptokokkenangina mit Fieber, Gelenkschmerzen und Ergußbildung, Endocarditis, Pericarditis. Rheumaknoten. Erythem. Hohe BSR. Leukozytose. Schüttelfrost. Nierenbeteiligung. Hoher AST (Antistreptolysintiter). Positives C-reaktives Protein.

Differentialdiagnose:
Bechterew. Osteomyelitis. Tuberkulose.

Behandlung:
Hohe Penicillindosen. Pyramidon. Salicylate. Temporäre Ruhigstellung. Krankengymnastik. Beschäftigungstherapie.

Ribbing'sche Krankheit

Ätiologie und Pathogenese:
Erbleiden.

Klinisches Bild:
Manifestation im 5. bis 10. Lebensjahr. Leichter Minderwuchs der Wirbelsäule. Epiphysäre Dysostose des Hüftgelenkes aber auch anderer Gelenke.

Orthopädischer Röntgenbefund:
Wirbelkörpererniedrigungen mit unregelmäßigem Verlauf der Deckplatten (ähnlich der Scheuermann'schen Erkrankung).

Behandlung:
Symptomatisch.

Riesenwuchs (partieller)

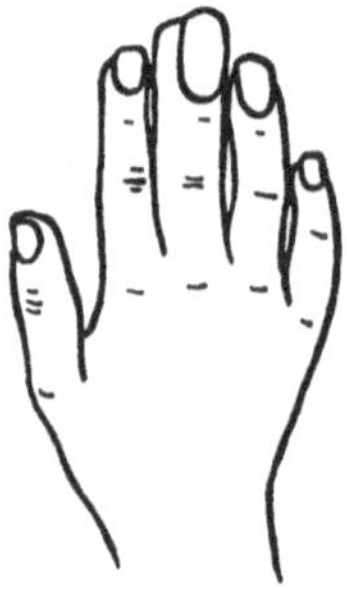

Abb. 81:

Ätiologie und Pathogenese:
Rezessives Erbleiden. Umschriebener Riesenwuchs.

Klinisches Bild:
Riesenwuchs einer Körperhälfte oder einer Gliedmaße. Später deformierende Veränderungen und Verdickungen des Periost. Kombination mit anderen Mißbildungen (Angiome, Lymphgefäßanomalien, Polydaktylien, Syndaktylien usw.).

Behandlung:
Symptomatisch.

Riesenzellgeschwulst
(Osteoklastom)

Ätiologie und Pathogenese:
Geschwulst des Knochenbindegewebes. Reaktives Granulom.

Histologisch primitives Markstützgewebe, Gefäßreichtum mit Blutungen in den schwammartig cystisch aufgebauten Tumor. Durch die Anhäufung von Blut mit Blutfarbstoff als „brauner Tumor" bezeichnet. Wachstum expansiv.

Klinisches Bild:
Beide Geschlechter. Lokalisationen sind die Epiphysen der langen Röhrenknochen, besonders Knienähe, ferner Radius, Becken und Wirbelsäule. Altersgrenze ab 15 Jahre, meistens zwischen dem 20. und 30. Lebensjahr. 50 % benigne, 35 % hemimaligne, 15 % maligne Formen. Örtliche Schwellung und ziehende Schmerzen. Spontanfrakturen. Metastasen selten und spät. Cytochemische Vermehrung der Phosphatase in den Tumorzellen.

Orthopädischer Röntgenbefund:
Scharf begrenzte epiphysäre Aufhellungen mit Verdünnung sowie Blähung der Corticalis und Einwachsen in die Weichteile. Kolbenartige Knochenauftreibung. Wachstumszonen werden durchbrochen.

Differentialdiagnose:
Aneurysmatische Knochencyste. Chondrosarkom. Fibrosarkom. Morbus Kahler. Ostitis fibrosa generalisata cystica (Recklinghausen). Solitäre Knochencyste.

Behandlung:
Probeexzision. Radikale Resektion und Spongiosaauffüllung. Amputation. Röntgenbestrahlung ist umstritten.

Säuglingsosteomyelitis der Hüfte
(Säuglingscoxitis)

Ätiologie und Pathogenese:
Erreger werden auf dem Blutweg in das Gelenk gebracht (Staphylokokkus aureus haemolyticus, Streptokokken, Pneumokokken). Eitrige Hüftgelenksentzündung.

Klinisches Bild:
Lokale Schwellung, Schmerzfixation in Außenrotation und Beugung des Hüftgelenkes. Fieber. Hohe BSR.

Orthopädischer Röntgenbefund:
Rundherde im metaphysären Schenkelhalsanteil etwa 3 bis 4 Wochen nach Erkrankungsbeginn. Später Zerstörung der Hüftgelenksstrukturen und Subluxation oder Luxation möglich.

Differentialdiagnose:
Gelenktuberkulose. Sogenannte angeborene Hüftluxation. Morbus Perthes.

Behandlung:
Gelenkpunktion und Instillation. Antibiotika in hohen Dosen nach Resistenzbestimmung. Dauerextension für ca. 4 Wochen in leichter Abduktion. Nach Abheilung Krankengymnastik und dosierte Belastung (z. B. Schederädchen oder Apparatversorgung).

Säuglingsskoliose

Ätiologie und Pathogenese:
Verschiedene Meinungen: Frühmanifestation einer idiopathischen Skoliose oder lagebedingte kontrakte Fehlhaltung.

Klinisches Bild:
Großbogige seitliche Ausbiegung der Wirbelsäule (Totalskoliose, C-Form). Thoraxasymmetrie. Vorzugslage des Kindes, da es sich immer auf die abgeflachte Seite legt. Spontanheilung bei 95 %.

Orthopädischer Röntgenbefund:
Passiv gehaltene Umkrümmungsaufnahmen der Wirbelsäule zum Nachweis des fixierten Wirbelsäulenabschnittes.

Differentialdiagnose:
Hüftluxation. Infantile Cerebralparese. Schiefhals.

Behandlung:
Lagerung in Bauchlage. Umkrümmungs-Gipsliegeschale im Gegensinn der Ausbiegung ohne Kopffixation. Schede-Brett. Funktionelle Behandlung mit Bandage. Krankengymnastik.

Scalenussyndrom
(siehe auch Halsrippe)

Ätiologie und Pathogenese:
Störung des Plexus brachialis und der Arteria subclavia in der Scalenuslücke.

Klinisches Bild:
Hypaesthesie und Blässe der Hände. Das weibliche Geschlecht ist vorwiegend betroffen. Oszillogramm. Elektromyographie.

Differentialdiagnose:
Cervicalsyndrom. Halsrippe.

Behandlung:
Krankengymnastik. Scalenotomie nur in Ausnahmefällen.

Scheuermann
(Morbus Scheuermann, Scheuermann'sche Erkrankung, Adolescentenkyphose)

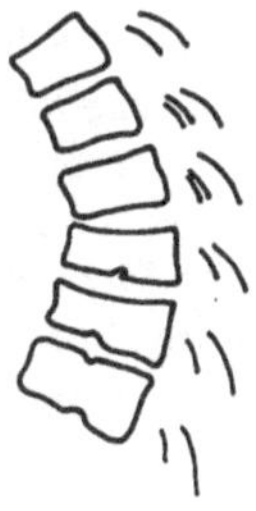

Abb. 82: Röntgenpause der Brustwirbelsäule in Seitsicht bei Scheuermann mit Schmorl'schen Knorpelknötchen

Ätiologie und Pathogenese:

Von Scheuermann 1921 beschrieben. Enchondrale Dysostose (*H. Mau*). Wachstumsstörung der Wirbelkörper durch gestörte Randepiphysenossifikation. Familiäre Häufung, wahrscheinlich erblich bedingt (*Hagen, Idelberger, Rathke*). Bandscheibengewebevorfall in die Wirbelkörperspongiosa (Schmorl'sche Knorpelknötchen). Anlagemäßig verminderte Gewebsbelastbarkeit. Pathogenetisch sollen hormonelle Störungen sowie Ferment- und Enzymdefekte eine Rolle spielen.

Klinisches Bild:

Meistens bei jungen Männern im Alter von 11 bis 16 Jahren, während des praepuberalen Wachstumsschubs. Charakteristisch sind eine keilförmige Verschmälerung und eine Verlängerung (dorso-ventral) der Wirbelkörper, Ossifikationsunregelmäßigkeiten der Deck- und Bodenplatten, Schmorl'sche Knorpelknötchen und eine schmerzhaft fixierte Kyphose im mittleren und unteren Abschnitt der Brustwirbelsäule, manchmal auch Lendenwirbelsäule. Fibröse Umwandlung der Bandscheiben. Der Scheuermann ist mit 17 Jahren ausgeheilt, dann noch auftretende Rückenschmerzen sind durch die Insuffizienz der überdehnten Rückenmuskulatur bedingt, zumal kompensatorisch eine verstärkte Lordose der Halswirbelsäule und Lendenwirbelsäule entsteht mit entsprechenden Muskelansatzveränderungen, teilweise mit Skolioseentstehung.

Orthopädischer Röntgenbefund:

Funktionsaufnahmen angeraten. Schichtaufnahmen. Bevorzugter Abschnitt 6.—10. Brustwirbelkörper. Zwischenwirbelraumerniedrigungen durch Substanzverlust. Schmorl'sche Knorpelknötchen. Ventral erniedrigte und verlängerte Wirbelkörper. Unregelmäßiger Verlauf der Wirbelkörperschlußplatten. Spondylarthrose und Skoliose im Spätstadium. Vor einer Überbewertung des Röntgenbefundes muß gewarnt werden.

Differentialdiagnose:

Spondylitis. Wirbelfraktur.

Behandlung:
Im akuten Stadium Gipsliegeschale für die Nacht- und Mittagsruhe sowie Reklinationskorsett.
Wenn eine fixierte Kyphose besteht, so symptomatisch mit Entspannungsübungen, Liegepausen, Bewegungsübungen im warmen Wasser, Krankengymnastik (Atemübungen, Training der Rücken- und Bauchmuskulatur).
Anabolikagaben sind umstritten.

Schiefhals

(Muskulärer Schiefhals, Caput obstipum musculare)

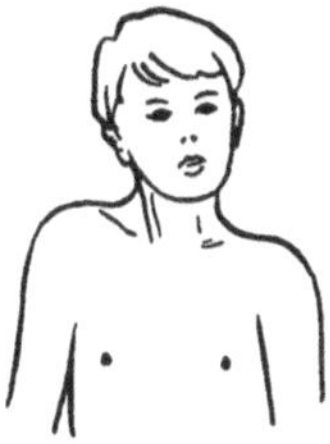

Abb. 83: Muskulärer Schiefhals

Ätiologie und Pathogenese:
Gehört zu den häufigsten angeborenen Mißbildungen. Einseitige Kontraktur des M. sternocleidomastoideus, selten Doppelseitigkeit. Diskutiert werden außer Erbleiden, Geburtsverletzung, Zwangshaltung in utero.

Klinisches Bild:
Mädchen vermehrt betroffen.
Kopf nach der kranken Seite geneigt und Gesicht sowie Kinn zur gesunden Seite gedreht. Der verkürzte Kopfnicker springt kulissenartig vor. Schädel- und Gesichtsasymmetrie. Die krankseitige Gesichtshälfte ist breiter und kürzer. Schädelkonvexität zur gesunden Seite. Skoliotische Haltung der Wirbelsäule. 75 % in Beckenendlage geboren (da sich der kleine Steiß besser einstellt als das breite Kopf-Schulter-Paket). Rechte Seite häufiger.

Orthopädischer Röntgenbefund:
Schädelasymmetrie, besonders der Schädelbasis.

Differentialdiagnose:
Ossärer, oculärer, otogener, hysterischer, entzündlicher, lähmungsbedingter, rheumatischer Schiefhals.

Behandlung:
Im 1. Lebensjahr Lagerung in Korrekturstellung und Dehnungsübungen. Ab 2. Lebensjahr Durchtrennung der Kopfnickeransätze. 2—3 Tage nach der Operation Thorax-Diademgips in Korrekturstellung für 4 Wochen. Krankengymnastik.

Schiefhals (narbig bedingt)

Ätiologie und Pathogenese:
Narbenbildung und Narbenschrumpfung nach Verbrennungen, Verletzungen oder Scrofulose.

Behandlung:
Narbendurchtrennung.

Schiefhals (hysterisch bedingt)

Ätiologie und Pathogenese:
Hysterie.

Behandlung:
Grundleiden muß behandelt werden.

Schiefhals (lähmungsbedingt)

Ätiologie und Pathogenese:
Einseitige schlaffe Lähmung des M. sternocleidomastoideus.

Behandlung:
Symptomatisch.

Schiefhals (durch einseitige Muskelaplasie)

Behandlung:
Symptomatisch.

Schiefhals (ossär bedingt)
siehe Klippel-Feil'sches Syndrom.

Schiefhals (spastisch bedingt)
(Torticollis spasticus)

Ätiologie und Pathogenese:
Nerval bedingte Dauerkontraktion. Infantile Cerebralparese.

Klinisches Bild:
Schiefhals im Schlaf und in Narkose nicht vorhanden. Kontraktionssteigerung bei Erregung.

Schiefhals (oculär bedingt)

Ätiologie und Pathogenese:
Bei Rechts-Links-Differenz des Visus.

Klinischer Befund:
Kopfschiefhaltung verschwindet beim Schließen der Augen.

Behandlung:
Ophthalmologisch durch Visusausgleich.

Schnappende Hüfte

Ätiologie und Pathogenese:
Bänderschwäche. Lockere Verbindung des Tractus iliotibialis mit der Fascia lata.

Klinisches Bild:
Hör- und tastbares Schnappen des Tractus iliotibialis über den großen Rollhügel beim Gehen bei Mädchen mit schaukelndem Gangbild, selten auch bei Jungen. Manchmal Schmerzen durch Schleimbeutelreizung.

Behandlung:
Schleimbeutelentfernung und Fixation des Tractus iliotibialis am großen Rollhügel.

Schnappende Knie

Ätiologie und Pathogenese:
Formabweichungen der gelenkbildenden Anteile angeborener oder erworbener Art. Abnormer Sehnenverlauf.

Klinisches Bild:
Gelenkschnappen und Unsicherheit beim Gehen.

Orthopädischer Röntgenbefund:
Arthrographie.

Behandlung:
Je nach Ursache, manchmal operativ.

Schnappende Schulter

Ätiologie und Pathogenese:
Konstitutionell bedingte Überdehnbarkeit des Kapsel-Bandapparates.

Klinisches Bild:

Willkürlich erzeugtes Schulterschnappen durch Subluxation. Bei Entspannung wieder normale Gelenkstellung.

Behandlung:

Aufklärung, das willkürliche Schnappen zu unterlassen, da es sonst durch dauernde Fehlbeanspruchung zur Arthrose und zu Schmerzen kommen kann.

Schnürfurchen

(Angeborene Schnürfurchen, angeborene Amputation)

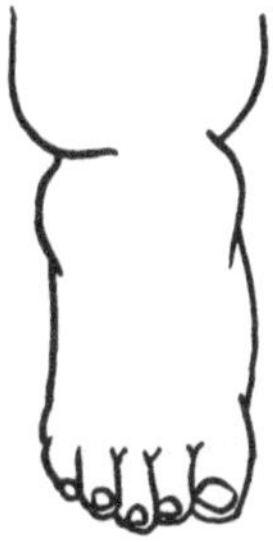

Abb. 84: Angeborene Schnürfurchen

Ätiologie und Pathogenese:

Durch Nabelschnur oder Amnionstränge bedingte Schnürfurchen oder in seltenen Fällen Amputationen der Extremitäten. In Einzelfällen Erbleiden.

Klinisches Bild:

Ringförmige Einschnürungen an den Extremitäten oder Amputationsstümpfen.

Behandlung:

Narbenringsprengung durch Zickzackinzisionen oder Narbenringentfernung wie bei einschnürenden Verbrennungsnarben.

Schulterluxation
(Angeborene Schulterverrenkung)

Ätiologie und Pathogenese:

Seltene angeborene Mißbildung. Dysplasie der das Schultergelenk bildenden Anteile. Fast immer mit anderen Mißbildungen kombiniert.

Klinisches Bild:

Dysfunktion im Schultergelenk. Kraftminderung des betroffenen Armes.

Orthopädischer Röntgenbefund:

Mangelhafte Ausbildung von Humeruskopf und Schulterblatt.

Behandlung:

Krankengymnastik. Nach Wachstumsabschluß Arthrodese.

Schulterluxation
(Veraltete Luxation des Schultergelenkes)

Ätiologie und Pathogenese:

Nicht primär erkannte traumatische Schulterluxation.

Klinisches Bild:

Leere Schultergelenkpfanne. Humeruskopf steht vorn, unten oder hinten.

Orthopädischer Röntgenbefund:

Humeruskopfluxation.

Behandlung:

Schon nach 3 bis 4 Wochen nur noch operative Einrenkung möglich. Funktioneller Erfolg mittelgradig, manchmal Arthrodese erforderlich (siehe auch habituelle Schulterluxation).

Schultersteife
(Duplay'sche Schultersteife, Periarthritis humeroscapularis)

Ätiologie und Pathogenese:
Ruhesteife bei Cervicalsyndrom, bei Schultergelenk- oder Acromioclaviculargelenkverschleiß. Traumafolge. Tendinosen. Peritendinosen.

Klinisches Bild:
Schmerzhafte Ruhigstellung des Armes in Adduktion, akut oder chronisch verlaufend, meistens einseitig. Heftiger Bewegungsschmerz. Nachtschmerz. Druckschmerz des Schultergelenks, insbesondere am Tuberculum majus. Zunehmende Atrophie des M. deltoideus, supra- und infraspinatus. Hand- und Unterarmschwellung.

Orthopädischer Röntgenbefund:
Kalkschatten im Schultergelenkkapselbereich (33 %). Bursitis calcarea. Randwulstbildung. Gelenkspaltverengung auch im Acromioclaviculargelenk.
Arthrographie angeraten.

Differentialdiagnose:
Carcinommetastasen. Entzündungen. Gelenktuberkulose. Osteomyelitis. Rheuma. Traumafolge. Tumor. Bronchialcarcinomschmerz.

Behandlung:
Corticoidinjektionen. Stellatumblockaden. Extensionen. Schultermobilisation in Narkose. Krankengymnastik. Beschäftigungstherapie. Schmerzbestrahlung. Operative Entfernung der Kalkdepots in Einzelfällen.

Schweißfuß

Ätiologie und Pathogenese:
Abnorme Schweißabsonderung.

Klinisches Bild:
Starke Geruchsbildung und Wundlaufen durch Schweißabsonderung und Schweißzersetzung.

Behandlung:
Formalinpuder sowie andere gerbende und desinfizierende Mittel. Täglicher Strumpfwechsel.

Sehnenscheidentuberkulose

Ätiologie und Pathogenese:
Infektion der Sehnenscheide mit Tuberkelbakterien.

Klinisches Bild:
Vorwiegend Befall der Sehnenscheiden der Fingerbeuger. Bewegungseinschränkung. Schmerzen und Schwellung im Verlauf der Sehnenscheiden.

Differentialdiagnose:
Gonorrhoe. Lues. Rheumatismus.

Behandlung:
Tuberkulostatica und Exstirpation der Sehnenscheide.

Sinding-Larsen-Johanson'sche Erkrankung

Ätiologie und Pathogenese:
Aseptische Knochennekrose.

Klinisches Bild:
Beim Kind Schmerzen am unteren Patellapol.

Behandlung:
Temporäre Ruhigstellung. Stichelung.

Sjögren-Syndrom

Ätiologie und Pathogenese:
Umstritten. Beziehungen zum Felty-Syndrom sind möglich. Fragliches infektiös-allergisches Geschehen. Reaktive Retikulose oder zentrale funktionelle hypophysär-hypothalamische Störung.

Klinisches Bild:
Allgemeinerkrankung mit sekretorischer Insuffizienz aller Drüsen mit äußerer Sekretion. Meistens bei Frauen im Klimakterium oder in der Menopause. Beginn mit Trockenheit der Schleimhäute, Zungenbrennen, Tränenmangel. Später Atrophie der Schweiß- und Talgdrüsen, Lichtdermatosen, Calcifikationsstörungen der Zähne und chronische Polyarthritis bei $^2/_3$ der Fälle (letzteres auch als Frühsymptom auftretend). Ferner subfebrile Temperaturen, hypochrome Anaemie. Schleichender schubweiser Verlauf.

Differentialdiagnose:
Reiter-Syndrom.

Behandlung:
Symptomatisch.

Sklerodermie

Ätiologie und Pathogenese:
Systemkrankheit des Bindegewebes. Degeneration des kollagenen Bindegewebes.

Klinisches Bild:
Frauen häufiger betroffen. Pergamentartige Haut. Destruktion der Endphalangen.

Behandlung:
Procain i. v., Corticosteroide, Antibiotika, physikalische Therapie, Krankengymnastik.

Skoliose

Definition:

Eine für die Dauer fixierte seitliche Verbiegung und Torsion der Wirbelsäule.

Formen der Wirbelsäulenverbiegung:

a) Großbogige C-Form, Totalskoliose.
b) S-Form oder Doppel-S-Form mit Haupt- und Nebenbögen. Der Hauptbogen ist kürzer und stärker fixiert. Durch die Wirbelsäulenverbiegung kommt es zum Rippenbuckel und zum Lendenwulst auf der Konvexseite. Das Taillendreieck ist auf der Konvexseite abgeflacht. Die Michaeli'sche Raute ist asymmetrisch.

Einteilung der Skoliosearten:

Idiopathische Skoliose,
Säuglingsskoliose,
Mißbildungsskoliose (congenitale ossäre Skoliose),
statische Skoliose,
Lähmungsskoliose,
Narbenskoliose,
posttraumatische Skoliose,
destruktionsbedingte Skoliose,
Recklinghausenskoliose,
Scheuermannskoliose,
Spondylolisthese-Skoliose,
Schiefhals-Skoliose,
Arachnodaktylie-Skoliose,
Marfan-Skoliose.

Orthopädischer Röntgenbefund:

Die Wirbelkörper sind auf der Konkavseite niedriger als auf der Konvexseite. Der Rippenbuckel entsteht auf der Konvexseite. Mit Sichtbarwerden der Darmbeinapophyse im Röntgenbild sistiert die Progredienz der idiopathischen Skoliose (Risser-sches Zeichen).

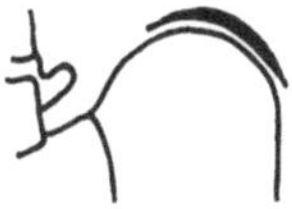

Abb. 85: Darmbeinapophyse (Risser'sches Zeichen)

Skoliosewinkel im Röntgenbild (Meßverfahren):

1. Ferguson:

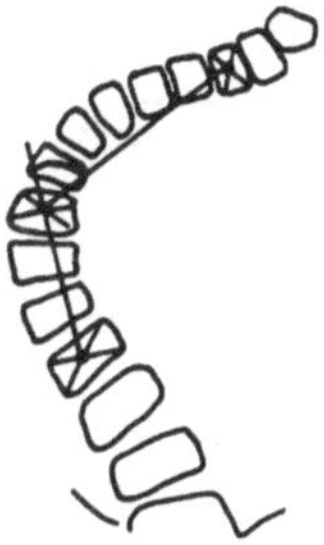

Abb. 86: Skoliosewinkelmessung (FERGUSON)

Es werden die Mittelpunkte der beiden sogenannten Neutralwirbel (das sind die Übergangswirbel am oberen und unteren Ende der Hauptkrümmung) des Hauptbogens mit dem Zentrum des Scheitelwirbels verbunden. Der Krümmungswinkel ist dann der Winkel zwischen einer dieser Linien mit der Verlängerung der anderen (s. Abb.).

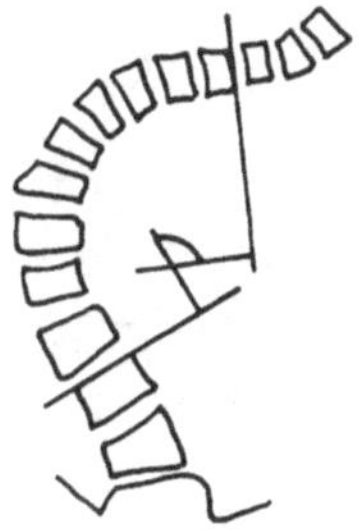

Abb. 87: Skoliosewinkelmessung (COBB)

2. Cobb:
   Es wird das Lot auf die Deckplatten der beiden sogenannten Neutralwirbel gefällt und der Winkel, den diese beiden Lotlinien bilden, gemessen (s. Abb.).

Skoliose (destruktionsbedingt)
(Destruktionsbedingte Skoliose)

Ätiologie und Pathogenese:
Wirbelkörperdestruktionen durch Tumoren, Metastasen, Osteomyelitis, Tuberkulose, osteoporotische Sinterungen.

Klinisches Bild:
Fehlform der Wirbelsäule. Schmerzen. Muskelverspannungen.

Orthopädischer Röntgenbefund:
Wirbelkörperzerstörungen. Schichtaufnahmen sind erforderlich.

Behandlung:
Von der Ursache abhängig.

Skoliose (idiopathisch)
(Idiopathische Skoliose)

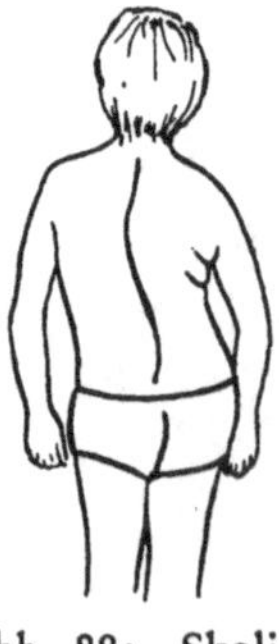

Abb. 88: Skoliose

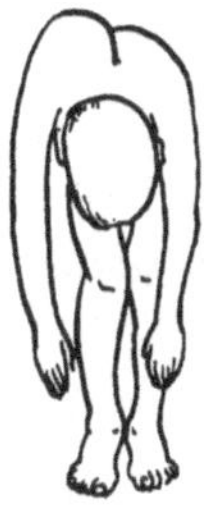

Abb. 89: Skoliose

Ätiologie und Pathogenese:
Ansichten divergieren. Erbliche Störung des Muskelgleichgewichtes (*Brussatis*). Erbliche Stoffwechselstörung (*Stearens*). Familiäre Häufigkeit (*Faber*).

Klinisches Bild:
80 % weiblich. 4 ‰ Häufigkeit. 90 % aller Skoliosen sind idiopathisch. Wachstumsdeformität. Progredienz gesetzmäßig bei Krümmungswinkel über 30° (nach Ferguson gemessen). S-Form. Rippenbuckel. Rumpf-Überhang. Lendenwulst. Meistens mit 6 bis 8 Jahren erste Diagnosestellung. Größte Progredienz während des praepuberalen Wachstumsschubes. Selten Beschwerden. Überprüfung der Rückenkonturen bei gebückter Stellung des Patienten. Beckenkammstellung. Asymmetrische Michaelisraute. Atembreite. Entfaltbarkeit der Dornfortsätze bei Vorneigung (Schober'sches Zeichen). Beweglichkeit der Wirbelsäule bei Seitneigung und Seitdrehung. Asymmetrie der Taillendreiecke (auf der Konvexseite abgeflacht). Primärkrümmung in der Brustwirbelsäule.

Orthopädischer Röntgenbefund:
Ganzaufnahmen im Stehen oder Sitzen, evtl. Funktionsaufnahmen. Konkavseitige Wirbelkörpererniedrigungen, bisweilen Drehgleiten. Gelenkspaltverkantungen.

Behandlung:
Gipsbett, Abbott-Gips, Milwaukee-Korsett zur Wuchslenkung. Extensionskorsett (Blount). Atemgymnastik. Krankengym-

nastik. Rückenschwimmen. Kraulen. Fahrtenschwimmen. Beschäftigungstherapie. Bei Progredienz mit 9 bis 12 Jahren operative Versteifung der gesamten Hauptkrümmung einschließlich der Wirbelgelenke nach vorheriger passiver Korrektur. Bei der Operation Fixations- und Distraktionsgerät von Harrington.

Skoliose (lähmungsbedingt)
(Lähmungsskoliose)

Ätiologie und Pathogenese:
Durch Muskelgleichgewichtsstörung infolge schlaffer oder spastischer Lähmung der Schultergürtel-, Rücken-, Bauch- und Hüftmuskulatur bedingt.

Klinisches Bild:
Befund der Lähmung und der Wirbelsäulenfehlform. Schlechte Prognose. Progredienz auch noch nach Wachstumsabschluß während des ganzen Lebens.

Behandlung:
Abhängig von der Grundkrankheit. Versteifende Operation angeraten.

Skoliose (narbenbedingt)
(Narbenskoliose)

Ätiologie und Pathogenese:
Narbenbildung nach Lobektomie, Pneumektomie, ausgedehnten Verbrennungen, Pleuraempyem, Pleuraerguß, Pleurahaematom.

Klinisches Bild:
Fehlform der Wirbelsäule durch Narbenzug.

Behandlung:
Krankengymnastik. Atemgymnastik. Operative Maßnahmen wo möglich.

Skoliose (statisch bedingt)
(Statische Skoliose)

Ätiologie und Pathogenese:
Beckenschiefstand durch echte oder scheinbare Beinlängendifferenz (Beinverkürzung, Ab- und Adduktionskontraktur im Hüftgelenk, Kniebeugekontraktur, Hüftbeugekontraktur). Beckenasymmetrie.

Klinisches Bild:
Fehlform der Wirbelsäule. Beckenschiefstand im Stehen. Scheitel der Primärkrümmung im Lendenwirbelsäulenbereich.

Behandlung:
Rechtzeitiger Beinlängenausgleich, der ständig getragen werden muß. Beseitigung der Kontrakturen oder der Traumafolgen.

Skoliose (traumatisch bedingt)
(Posttraumatische Skoliose)

Ätiologie und Pathogenese:
Fehlform der Wirbelsäule durch Unfallverletzungen (z. B. Wirbelfrakturen, Beinlängendifferenz, Ankylosen usw.).

Klinisches Bild:
Fixierte Fehlform der Wirbelsäule.

Behandlung:
Krankengymnastik. Beschäftigungstherapie. Korrekturvertebrotomie in Einzelfällen.

Spätrachitis

(Renale Rachitis, Vitamin D-refraktäre Rachitis)

Ätiologie und Pathogenese:

Angeborener oder erworbener Nierenschaden.

3 Formen: Albright-Butler-Syndrom (Phosphat- und Soda-resorptionsmangel), Fanconi-Syndrom (Phosphat-, Glukose-, Aminosäurenresorptionsmangel), Phosphatresorptionsmangel kombiniert mit abnormer Phosphorausscheidung.

Fanconi ist eine angeborene, Albright-Butler eine erworbene Nierenfunktionsstörung.

Klinisches Bild:

Lebenslängliche Rachitis. Minderwuchs (ca. 150 cm). Erhöhte alkalische Phosphatase im Serum. Serumphosphorverminderung. Albuminurie. Zylindrurie. Glukosurie. Teilweise Exitus an Uraemie. Fanconi neigt zur Besserung.

Orthopädischer Röntgenbefund:

Wie bei der Rachitis.

Differentialdiagnose:

Achondroplasie.

Behandlung:

Sehr hohe Dosen von Vitamin D (bis 1 Mio. i. E. täglich) dürfen nur kurzfristig gegeben werden. Manchmal Besserung möglich. Symptomatisch.

Spastische Spinalparalyse

Ätiologie und Pathogenese:

Seltenes Erbleiden (dominant und rezessiv). Degeneration der zentralen motorischen Neurone. Untergang der Markscheiden und Achsenzylinder in den Pyramidenbahnen mit besonders caudalen Ausfällen. Erstbeschreibung durch *Erb* (1875) und *Charcot* (1876).

Klinisches Bild:
Meistens beim männlichen Geschlecht in der Kindheit oder bis zum 20. Lebensjahr beginnend, mit Schwäche der unteren Extremitäten, Muskelspannungen, gesteigerten Reflexen und positiven Pyramidenbahnzeichen. Später entstehen Spitzfuß- und Adduktorenkontrakturen. Chronischer Verlauf über Jahrzehnte, manchmal mit pseudobulbären Lähmungen und Tod durch Bronchopneumonie.

Differentialdiagnose:
Amyotrophische Lateralsklerose. Encephalomyelitis. Friedreich'sche Ataxie. Infantile Cerebralparese. Luische Spinalparalyse. Tumor.

Behandlung:
Symptomatisch.

Spina bifida occulta

Ätiologie und Pathogenese:
Häufigste kombinierte Fehlbildung im Bereich der Wirbelsäule.

Klinisches Bild:
Keine Beschwerden. Der Defekt kann erst mit 8 Jahren diagnostiziert werden, da bis zu diesem Zeitpunkt noch eine Verknöcherung möglich ist.

Behandlung:
Keine.

Spina ventosa
(Winddorn)

Ätiologie und Pathogenese:
Entsteht durch eine an die Knochenoberfläche durchbrechende Tuberkulose mit Periost- und Weichteilbeteiligung.

Klinisches Bild:

Lokalisation sind die Finger und Zehen, manchmal auch Mittelhand- und Mittelfußknochen. Schmerzen, Schwellung, Bewegungseinschränkung. Fistelbildungen kommen vor.

Orthopädischer Röntgenbefund:

Spindelige Knochenauftreibungen und Periostreaktion.

Differentialdiagnose:

Boeck. Dactylus luetica. Panaritium ossale.

Behandlung:

Sequestrotomie. Chemotherapie. Gipsfixation.

Spondylarthrose

Ätiologie und Pathogenese:

Sekundäre Folge der Osteochondrose, posttraumatische oder entzündliche und rheumatische Erkrankung der Wirbelsäule. Mit 50 Jahren ist etwa die Hälfte aller Wirbelgelenke verändert.

Klinisches Bild:

Vorzugslokalisation caudale Halswirbelsäule und Lendenwirbelsäule. Wirbelgelenkblockaden durch Randwülste oder Verschiebung der Zwischengelenkscheiben. Bewegungsschmerzen.

Orthopädischer Röntgenbefund:

Ausziehung und welliger Verlauf der kleinen Wirbelgelenke.

Behandlung:

Wärmeanwendungen. Procaindurchflutungen. Extensionen. Massagen. Krankengymnastik. Bewegungsbäder. Thermalschwimmen.

Spondylitis tuberculosa
(Wirbelsäulentuberkulose, Pott'scher Buckel)

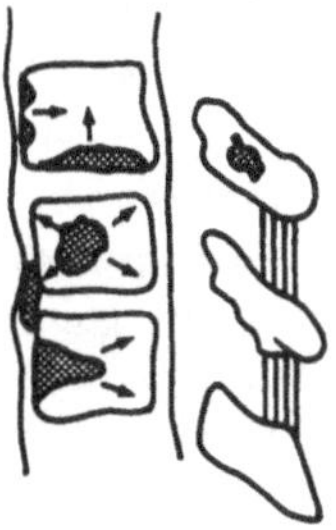

Abb. 90: Spondylitis tuberculosa (WS seitlich)

Ätiologie und Pathogenese:
Häufigste Form der Skelettuberkulose durch haematogene Streuung der primär im Lungengewebe entstandenen Erkrankung. Oft multiple Herde. 1779 Erstbeschreibung durch *Pott* (doch nicht als Tuberkulose).

Klinisches Bild:
Praedilektionsalter 20 bis 30 Jahre. Lokalisation vorwiegend LWS, aber auch BWS. Verlauf erst exsudativ, dann Nekrosen mit Knochenzerstörungen. Ausbreitung des Prozesses vom Wirbelkörper in Richtung Bandscheibe mit Zerstörung derselben im Gegensatz zum Tumor, wo die Bandscheibe erhalten bleibt. 5 % Lähmungen, besonders bei Brustwirbelsäulenprozessen (Frühlähmung durch Oedembildung, Spätlähmung durch Granulationen oder Verkäsung). Latenzzeit 3 bis 24 Monate. Rückenschmerzen, gürtelförmig ausstrahlend. Bauchschmerzen. Lokaler Druck-, Rüttel-, Stauchungsschmerz. Umschriebene Muskelspannung. Radikuläre Ausfallserscheinungen. Form der Spondylitis anterior durch Ausbreitung unter dem Ligamentum longitudinale anterior und der Spondylitis posterior im Bereich der Wirbelbögen und Dornfortsätze (ferner sehr selten die Tuberkulose der Sacroiliacalgelenke). Psoasabszeß mit Einschränkung der Hüftüberstreckung, manchmal sich unter dem Leistenband darstellend (Senkungsabszeß). Mastdarm- und Blaseninsuffizienz. Mittelstarke BSR-Erhöhung. Verlängertes

Weltmannband. Tuberkulinreaktion (nur zum Ausschluß falls negativ). Gibbusbildung mit Rechts-Herz-Insuffizienz. Ausheilung durch Blockwirbelbildung. Mortalität 3 %. Arbeitsfähig werden wieder 43 bis 85 %.

Orthopädischer Röntgenbefund:

Auslöschphänomen der Spongiosastruktur. Zwischenwirbelraumerniedrigung. Destruktion eines oder mehrerer Wirbelkörper, oft ventral in Bandscheibennähe. Sinterungsfrakturen. Durch paravertebralen Abszeß im Bereich der BWS Spindelschatten und der LWS Psoasschatten (heute sehr selten geworden). Zusätzliche Tomographie erforderlich, da erst Herde von 1,5 cm Durchmesser auf Summationsaufnahmen sichtbar sind.

Differentialdiagnose:

Bechterew. Carcinommetastasen. Osteomyelitis. Scheuermann. Spondylitis brucellosa, -luica, -typhosa und die unspezifische Form. Tumoren. Wirbelfrakturen.

Behandlung:

Liegeschale (Rücken und Bauch). Tuberkulostatische Behandlung (z. Z. Myambutol, Rifampicin, Streptomycin). Herdausräumung. Spanverriegelung, danach 6 bis 12 Monate Liegeperiode und 1 Jahr Korsettversorgung. Größere Defekte müssen immer ausgeräumt werden.

Spondylolisthese und Spondylolyse

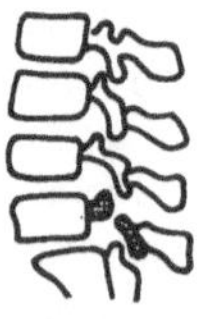

Abb. 91: Spondylolisthese (LWS seitlich)

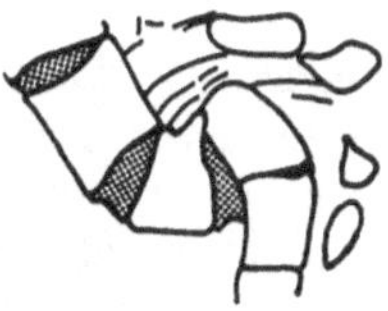

Abb. 92: Spondyloptose (LWS seitlich)

Ätiologie und Pathogenese:

Die Spondylolyse ist eine ein- oder doppelseitige erbliche angeborene Verknöcherungsstörung der Interarticularportion (*Schreiber* und *Willert*). Durch allmählich zunehmende Elongation in diesem Bereich kommt es zur Olisthese. Dieses Gleiten findet zwischen dem 12. und 20. Lebensjahr statt. Nach Wachstumsabschluß ist der Gleitvorgang beendet. In Einzelfällen wird auch eine traumatische Genese diskutiert.

Klinisches Bild:

Spondylolysen zeigen oft überhaupt keine Symptomatik. Bei der Olisthese besteht oft leichte Ermüdbarkeit, Rückenmuskelverspannung und Rückenschmerz. Verstärkte Lendenlordose. Stufenbildung im Bereich des Dornfortsatzes des Gleitwirbels. Beckenkippung nach vorn. Oft Skoliose und Bewegungseinschränkung. Wurzelsymptome durch vorzeitigen Bandscheibenverschleiß. Lokalisation zu 80 %. 5. Lendenwirbelkörper und zu 20 %. 4. Lendenwirbelkörper, im Halswirbelbereich äußerst selten.

Orthopädischer Röntgenbefund:

Im Aufsichtsbild umgekehrter Napoleonshut. Im Seitbild erkennt man den Grad der Verschiebung und auf den obligatorischen Schrägaufnahmen den Spalt in der Interarticularportion sowie die Elongation. Schichtaufnahmen sind zusätzlich angeraten.

Differentialdiagnose:

Bandscheibenprolaps. Carcinommetastase. Pseudospondylolisthese. Spondylitis. Tumoren. Wirbelfrakturen.

Behandlung:
Harte Matratze. Massagen, Packungen, Bewegungsbäder, Krankengymnastik. Pelottenmieder und Training der Rücken- und Bauchmuskulatur. Kein schweres Heben und keine Arbeiten in gebückter Stellung oder langes Stehen. In Einzelfällen bei neurologischen Ausfallserscheinungen Spondylodese oder Laminektomie.

Spondylose

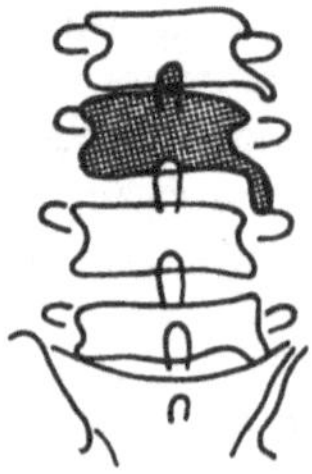

Abb. 93: Haemangiom eines Wirbelkörpers (LWS in Aufsicht)

Ätiologie und Pathogenese:
Alterungsprozeß zwischen dem 40. und 50. Lebensjahr in 50 % der Fälle, mit Randosteophytenbildung.
Auslösende Ursache ist die Zerstörung des Anulus fibrosus der Wirbelkörperrandleiste durch Wasserverlust und Umbauvorgänge. Auch Schäden durch entzündliche Prozesse, Wirbelkörperfrakturen oder rheumatische Erkrankungen kommen in Betracht.

Klinisches Bild:
Ohne Beschwerden kein Krankheitswert. Pseudospondylolisthese durch Druckminderung der Bandscheibe infolge Flüssigkeitsverlust. Manchmal Muskelverspannungen (Myogelosen).

Orthopädischer Röntgenbefund:
Ventral und lateral ausgebildete Randwülste der Wirbelkörper überbrücken die Bandscheibenräume. Pseudospondylolisthese.

Behandlung:
Bei Beschwerden Massagen und Wärmeanwendungen. Kurzwellendurchflutungen. Stangerbäder. Bewegungsbäder. Thermalschwimmen.

Spreizfüße

Ätiologie und Pathogenese:
Anlagebedingtes Leiden. Bindegewebsschwäche.

Klinisches Bild:
Abflachung des vorderen Quergewölbes durch Auseinanderweichen der Metatarsalköpfchen und Schwielenbildung (Clavus) entsprechend den Belastungspunkten unter den Metatarsalköpfchen II und III. Myogelosen in der Wadenmuskulatur.

Behandlung:
Vorn spitz zulaufende Einlagen und Krankengymnastik.

Sprengel'sche Deformität
(Angeborener Schulterblatthochstand)

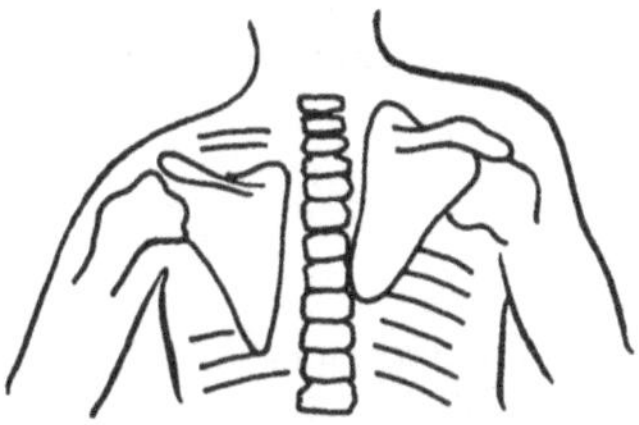

Abb. 94: Schulterblatthochstand (Sprengelsche Deformität)

Ätiologie und Pathogenese:
Angeborene Fehlbildung. Wahrscheinlich Erbleiden.

Klinisches Bild:
Hakenförmige Ausziehung der medialen Schulterblattecke.

10 % Doppelseitigkeit. Oft kombiniert mit anderen Fehlbildungen (Wirbelsäule, Rippen) und Brückenbildung zur Wirbelsäule sowie Klippel-Feil-Syndrom.

Behandlung:
Durchtrennung der Brückenbildung und Caudalverlagerung des Schulterblattes nach Abtrennung des vertebralen Randes.

Sternoclaviculargelenktuberkulose

Ätiologie und Pathogenese:
Infektion mit Tuberkelbakterien.

Klinisches Bild:
Leichte lokale Schmerzen und Schwellung.

Orthopädischer Röntgenbefund:
Zerstörung der Gelenkanteile.

Differentialdiagnose:
Arthrosis deformans. Lues. Sarkom. Tietze-Syndrom.

Behandlung:
Tuberkulostatica und Ausräumung sowie temporäre Ruhigstellung.

Still'sches Syndrom
(Chauffard-Still'sche Krankheit)

Ätiologie und Pathogenese:
Form der chronischen Polyarthritis im Kindesalter. Allgemeininfektion als auslösende Ursache.

Klinisches Bild:
Schubweiser Verlauf. Symmetrische Schmerzen, Schwellung und Bewegungseinschränkung im Bereich der Knie-, Fuß-, Hand-

und Fingergelenke. Der Befall der Wirbelsäule ist obligatorisch. Störung des Längenwachstums. Proliferation des periarticulären Gewebes. Periodisches Fieber. Generalisierte periphere Lymphknotenschwellung. Hepatosplenomegalie. Hohe BSR. Bisweilen Iridocyclitis.

Behandlung:
Antiphlogistika. Krankengymnastik. Beschäftigungstherapie.

Sudeck
(Sudeck'sche Dystrophie)

Ätiologie und Pathogenese:
Posttraumatische Reflexdystrophie. Infolge der praekapillaren Stase in den Kapillaren und Venolen. Störung der Trophik. Über die Entstehungsursache gibt es verschiedene Hypothesen: Wiederholte Einrichtungsversuche bei Frakturen, Gefäßverletzungen, Nervenverletzungen, Druck durch Gipsverbände, postoperativ, Cervicalsyndrom, Entzündungen, Erfrierungen und Verbrennungen sind die Ursache.

Klinisches Bild:
Im akuten Stadium lokale brennende Schmerzen, Schwellung, Rötung, Überwärmung, Functio laesa.
In der chronischen Phase Bewegungsschmerzen und es überwiegt die trophische Störung mit Hautatrophie, Haarausfall, Mangeldurchblutung, Sistieren der Talgdrüsen und Schweißsekretion sowie Brüchigwerden der Nägel. Meistens Defektheilung mit Kontrakturbildung.

Orthopädischer Röntgenbefund:
Klein- und großfleckige Knochenatrophie im chronischen Stadium.

Behandlung:
Anfangs Ruhigstellung mit Lagerungsschienen. Verhinderung von Kontrakturen. Procain-Ganglienblockaden. Leitungs-

anästhesie. Durchblutungsregulierende Mittel. Später Krankengymnastik. Beschäftigungstherapie. Übungen im lauwarmen Wasser oder Sand.

Prophylaxe:
Stabile Osteosynthese mit aktiver Übungsbehandlung bei voraussichtlichen Schwierigkeiten der konservativen Behandlung.

Symbrachydaktylie

Ätiologie und Pathogenese:
Unbekannt. Solitärfälle.

Klinisches Bild:
Kombinationsmißbildung von Syndaktylie mit Brachydaktylie.

Behandlung:
Teilweise operativ, je nach Ausprägungsgrad der Mißbildung.

Symphysentuberkulose
(Tuberkulose im Symphysenbereich)

Ätiologie und Pathogenese:
Haematogene Aussaat von Tuberkelbazillen.

Klinisches Bild:
Seltene Manifestation. Oft Fistelbildung. Lokale Schmerzen. Druck- und Klopfempfindlichkeit.

Orthopädischer Röntgenbefund:
Destruktion der Knochenstruktur.

Differentialdiagnose:
Ostitis pubis. Osteomyelitis. Spondylitis ankylopoetica. Symphysenrupturen.

Behandlung:

Punktion. Herdausräumung. Chemotherapie. Verblockung.

Syndaktylie

Ätiologie und Pathogenese:

Dominantes Erbleiden. Entwicklungsstörung der Hände und Füße mit vermehrter Schwimmhautbildung.

Häufigkeit 0,5 ‰. Männliches Geschlecht bevorzugt. Ein- und doppelseitig. Verschiedene Ausprägungsgrade von vermehrter Schwimmhautbildung bis zur Löffelhand bzw. Löffelfuß, aber auch ossäre Syndaktylie möglich.

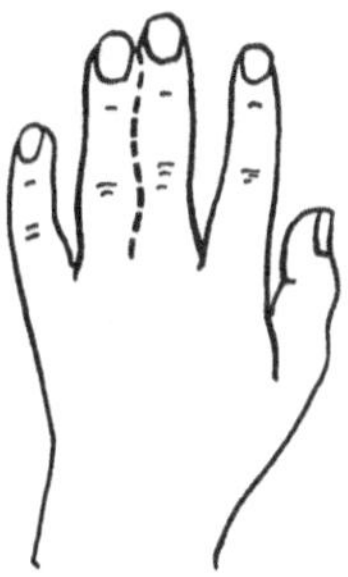

Abb. 95: Syndaktylie

Behandlung:

Wenn erforderlich, aber möglichst erst kurz vor Schuleintritt, operative Korrektur, da Narbenzug zu fehlgeleitetem Wachstum führen kann. Im Bereich der Zehen fast nie operative Maßnahmen erforderlich, da höchst selten Funktionseinschränkung.

Synostose zwischen Elle und Speiche

Ätiologie und Pathogenese:

Angeborene Mißbildung.

Klinisches Bild:
Mehr oder weniger ausgeprägte knöcherne Überbrückung zwischen Elle und Speiche mit Anomalie der Unterarmmuskulatur, so daß Pronation und Supination eingeschränkt sind.

Behandlung:
Symptomatisch.

Synovialom
(Synoviom)

Ätiologie und Pathogenese:
Spindelzellsarkom vom synovialen Anteil der Gelenkkapsel, von der Bursa oder der Sehnenscheide ausgehend. Knochenbeteiligung erst im fortgeschrittenen Verlauf. Lungenmetastasen.

Klinisches Bild:
Männliches Geschlecht häufiger betroffen, 70 % jünger als 40 Jahre. Schubweises langsames Wachstum. Meistens Kniegelenk betroffen. Gelenkschwellung, Ergußbildung, Belastungsschmerzen, Bewegungseinschränkung. Überlebenschancen für 5 bis 10 Jahre.

Orthopädischer Röntgenbefund:
Verstärkter Weichteilschatten durch Tumorgewebe. Periostale Appositionen. Osteolysen und Destruktionen der Tumorumgebung.

Differentialdiagnose:
Biopsie oder Probeexzision erforderlich. Gonarthrose. Gonitis. Meniscopathie.

Behandlung:
Ausgedehnte Exzision und Nachbestrahlung. Bei Rezidiv Amputation.

Synovitis villosa pigmentosa
(Pigmentierung der Gelenkinnenhaut)

Ätiologie und Pathogenese:
Restbefund nach mehrmaligen Gelenkblutungen oder tumorartige Wucherung der Gelenkinnenhaut.

Klinisches Bild:
Kniegelenke als bevorzugte Lokalisation, seltener Hüft- und Knöchelgelenke. Teigige Gelenkschwellungen mit Ergußbildungen.

Differentialdiagnose:
Haemangiome. Polyarthritis rheumatica. Synovialome und Synovialitis tuberculosa.

Behandlung:
Synovialektomie.

Syringomyelie
(Arthropathie und Syringomyelie)

Ätiologie und Pathogenese:
Dysontogenetische Mißbildung. Hohlraumbildung im Rückenmark durch Zerfall von Gliagewebe im Bereich der grauen Substanz im cervicalen und oberen thoracalen Anteil. Als Folge der nervalen Ausfälle ist eine sensibel gesteuerte Koordination der Gelenkbewegungen nicht mehr möglich.

Klinisches Bild:
Überwiegend Männer im Alter von 20 bis 40 Jahren. Schlaffe Parese der Arme mit schmerzfreien Schlottergelenken, insbesondere Schultergelenk aber auch Ellenbogen-, Hand- und Fingergelenke. Ataxie und Dyspraxie. Gelenkstörungen innerhalb von 6 bis 12 Monaten. Handmuskelatrophie. Kurze Finger. Kleinfinger oft gekrümmt. Armüberlänge. Acrocyanose. Armreflexe fehlen. Dissoziierte Empfindungsstörung. Durch

das Unvermögen kalt und warm zu empfinden häufig Verbrennungen der Hände mit entsprechender Narbenbildung. Trichterbrust. Skoliose.

Orthopädischer Röntgenbefund:
Tomographie angeraten.
Exostosenartige Osteophyten. Freie Gelenkkörper. Periartikuläre Verkalkungen. Subluxationen. Luxationen.

Differentialdiagnose:
Alkaptonurie. Arthropathia tabica. Diabetes mellitus. Entzündungen.

Behandlung:
Symptomatisch. Krankengymnastik. Apparatversorgung. Röntgenbestrahlung. Arthrodesen werden nur selten fest.

Tendopathie

Ätiologie und Pathogenese:
Durch lokale Überbeanspruchung entstandener Reizzustand an Sehnenansätzen. Statische Fehlbelastungen. Bei chronischem Verlauf degenerative Veränderungen mit Verfettung, Auffaserung und Zerreißung.

Klinisches Bild:
Lokaler Druck- und Bewegungsschmerz an den Sehnenansätzen mit Bewegungseinschränkung. Die zugehörige Muskulatur zeigt oft Hartspann; manchmal ist sie auch hypotonisch.

Differentialdiagnose:
Cervicalsyndrom. Osteomyelitis. Tuberkulose.

Behandlung:
Zeitweise Ruhigstellung. Wärme. Salben. Antiphlogistika. Impletol-Infiltrationen. Corticoid-Injektionen. Falls vorhan-

den, Ausschaltung von falschen Haltungs- und Bewegungsmustern durch Umlernen. Bei therapieresistenten Fällen Einkerbung der Sehnenansätze oder Verlagerung.

Tendovaginitis stenosans
(Schnellender Finger)

Ätiologie und Pathogenese:
Sehnenknötchenbildung oder umschriebene ringförmige Fibrose der Sehnenscheiden im Beugesehnenbereich.

Klinisches Bild:
Das weibliche Geschlecht ist häufiger betroffen, oft beidseitig. Schnellen des Fingers bei Streckung durch Überwindung des Widerstandes durch das Mißverhältnis zwischen Beugesehne und Sehnenscheide.

Behandlung:
Lokale Corticoid-Injektion in den Knoten oder Ring oder operative Ausschneidung des Sehnenknotens und Teilresektion der Sehnenscheide.

Thiemann'sche Erkrankung
(Thiemann'sche Nekrose)

Ätiologie und Pathogenese:
Lokalisierte enchondrale Dysostose (*H. Mau*).

Klinisches Bild:
Spontane Osteonekrose der Basisepiphysen der Phalangen der Finger und Zehen.

Behandlung:
Symptomatisch.

Tibia vara Blount

Ätiologie und Pathogenese:
Enchondrale Dysostose (*H. Mau*), Wachstumsstörung des medialen Anteils der proximalen Tibiaepiphyse.

Klinisches Bild:
Bajonettartiger Varusknick im proximalen Epimetaphysenbereich der Tibia. Einseitiges O-Bein mit kniegelenknahem Scheitel sowie Verkürzung.

Orthopädischer Röntgenbefund:
Defekt der proximalen Tibiawachstumsfuge mit Varusdeformierung.

Differentialdiagnose:
Chondrodystrophie. Crus varum congenitum. Rachitis.

Behandlung:
Umstellungsosteotomie.

Tietze Syndrom

Ätiologie und Pathogenese:
Anomalie an der Knorpel-Knochen-Grenze der parasternalen Rippenansätze. Knorpelverdickung.

Klinisches Bild:
Meist bei Frauen rechtsseitige Vorwölbung der parasternalen Rippenknorpelbezirke. Manchmal auch linksseitig. Bewegungsschmerz. Druckschmerz.

Differentialdiagnose:
Metastasen. Rippencaries. Sarkome.

Behandlung:
Symptomatisch. Lokale Cortisoninfiltrationen.

Torticollis spasticus

Ätiologie und Pathogenese:
Encephalitis epidemica, aber oft auch unklare Genese.

Klinisches Bild:
Ruckartige auffällige Kopfbewegungen (Tick) infolge tonisch-klonischer Krämpfe im Bereich des Musculus sternocleidomastoideus.

Behandlung:
Neurochirurgisch.

Trichterbrust

Ätiologie und Pathogenese:
Familiäre Häufung. Erbliche angeborene Mißbildung. Wachstumsstörung der vorderen Thoraxwand. Teilweise mit anderen Mißbildungen kombiniert.

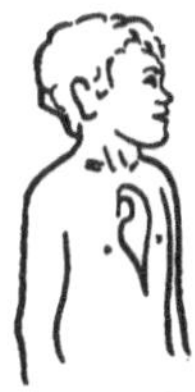

Abb. 96: Trichterbrust

Klinisches Bild:
Bevorzugung des männlichen Geschlechts.
Einziehung der unteren Hälfte des Brustbeins und der angrenzenden Rippenanteile, oft kombiniert mit Flachrücken oder Rundrücken. Erstes Sichtbarwerden mit 5—7 Jahren. Oft symptomlos und nur von kosmetischer Bedeutung, teilweise Herzklopfen und Atemnot bei Anstrengungen. In schweren Fällen paradoxe Atmung (Trichtereinziehung bei der Einatmung). Oft mit anderen Mißbildungen kombiniert.

Orthopädischer Röntgenbefund:

Aufnahmen erforderlich zur Darstellung der intrathoracalen Verhältnisse.
Erhebliche Abstandverringerung zwischen Brustbein und Wirbelsäule.

Differentialdiagnose:

Arachnodaktylie. Mediale Brustbeinspalte. Rinnenbrust.

Behandlung:

Konsequente Schulung der Brustkorbatmung zur Verbesserung der Vitalkapazität. Haltungsturnen. Indikationsstellung für die Operation in Abstimmung mit dem Kinderarzt in Einzelfällen im 5. bis 10. Lebensjahr (Trichterhebung und Fixation mit Rehbein-Planchetten).

Triphalangie

(Dreigliedriger Daumen)

Ätiologie und Pathogenese:

Plusvariante. Schwankungen um die Norm (*W. Müller*).

Klinisches Bild:

Verlängerter, funktionsbehinderter Daumen.

Behandlung:

Entfernung des überzähligen Schaltstückes. Krankengymnastik. Beschäftigungstherapie.

Trisomien

Ätiologie und Pathogenese:

Chromosomenanomalien.

Klinisches Bild:

Trisomie 21: Epikanthus. Lidspaltenschrägstellung. Dicke Zunge. Kleine Ohrmuscheln. Mikrocephalie. Muskuläre Hypotonie. Plumpe Finger. Zusammenfließen der beiden Handbeugefalten zu einer Falte.

Trisomie 18: Kleiner Schädel mit hervorstehendem Hinterkopf. Tiefsitzende Ohren. Kleine Nase. Retrognathie. Zeigefingerüberlänge. Fingerbeugekontrakturen.

Trisomie 13: Kleiner Schädel mit fliehender Stirn. Kopfhautulcerationen. Beiderseitige Hasenscharte mit Gaumenspalte. Polydaktylie. Klumpfüße.

Trisomie C: Pseudoarthrogryposis. Kniescheibenanomalie. Kleine Nägel.

Behandlung:
Symptomatisch.

Tuberkulöse Arthritis
(Gelenktuberkulose)

Ätiologie und Pathogenese:
Durch haematogene Infektion. Primär synoviale und primär ossäre Form.

Klinisches Bild:
Schwellung der periarticulären Weichteile. Ergußbildung, manchmal auch Abszeß oder Fistel. Synoviale Form monostotisch im Jugendalter an Hand- und Fußgelenken. Ausheilung manchmal in Fehlstellung. Ossäre Form mit Befall der großen Gelenke, Destruktion und fibröse Ankylose.

Orthopädischer Röntgenbefund:
Immer Vergleichsaufnahmen der gesunden Seite erforderlich. Osteoporose. Fleckige Atrophie. Verwaschene Knochenstrukturen. Verschmälerung des röntgenologischen Gelenkspaltes. Destruktionen. Arthrographie angeraten.

Differentialdiagnose:

Arthropathia tabica. Perthes. Rheumatische Arthritis.

Behandlung:

Punktion. Tierversuch. Tuberkulostatika (siehe auch Coxitis tuberculosa und Gonitis tuberculosa).

Tuberkulose des Knochens
(Knochentuberkulose)

Ätiologie und Pathogenese:

Infektion mit Tuberkelbakterien auf dem Blut- oder Lymphweg bzw. Kontaktinfektion. Absiedlung im spongiösen Teil der Knochen.

Klinisches Bild:

Häufigkeitsgipfel mit dem 25. bis 40. Lebensjahr, aber auch Kinder und ältere Leute sind betroffen. Der Verlauf ist schleichend. Vorzugslokalisation sind Ulna, Femur und Tibia. Lokale Schmerzen bei Druck, Stauchung und Überbeanspruchung. Bewegungseinschränkung im Bereich des Krankheitsherdes. Periostitis. Abszeßbildung. Sequester. Tuberkulinproben nur bei negativem Ausfall verwertbar. Histologische Klärung. Erregernachweis im Kulturverfahren und Tierversuch.

Orthopädischer Röntgenbefund:

Zentrale Höhlenbildung mit Knochenauftreibung. Progressiv-destruierend-osteosklerotisch. Spongiosasklerose des Markraumes und stark ossifizierende Periostreaktion. Mottenfraßähnliches Gesamtbild des Knochens.

Differentialdiagnose:

Brodie-Abszeß. Gelenkrheumatismus. Gonorrhoe. Knochensyphilis. Osteomyelitis, Ostitis fibrosa generalisata. Parasitäre Knochenerkrankungen.

Behandlung:
Gipsfixation. Tuberkulostatika (Myambutol, Rifampicin, Streptomycin, Paraaminosalicylsäure, Isonicotinsäure, Hydracid usw.). Operative Ausräumung und Spülung mit Chemotherapeutika. Sequestrotomie.

Turner-Ullrich-Syndrom

Ätiologie und Pathogenese:
Chromosomenanomalie. Anomalien der Nieren, Harnwege, des Herzens, der großen Gefäße. Sexueller Infantilismus durch Unterentwicklung oder Fehlen von Ovarien und Uterus.

Klinisches Bild:
Cubitus valgus. Genu recurvatum. Verkürzung des Metacarpale IV. Amboßform des medialen Schienbeinkopfes. Flügelfell. Minderwuchs. Naevi. Mongolenfalte. Lymphödem an Händen und Füßen.

Behandlung:
Östrogene. Symptomatisch.

Unguis incarnatus
(Eingewachsener Nagel)

Ätiologie und Pathogenese:
Entzündung durch seitlichen Druck auf den Nagelfalz.

Klinisches Bild:
Rötung, Schwellung, Entzündung, Granulationsbildung, Eiterung im Bereich des Nagelfalzes.

Behandlung:
Keilförmige Exzision des seitlichen Nagelfalzes. Salbenverbände.

Varicen

(Krampfadern, Varikose, variköser Symptomenkomplex, Status varicosus)

Ätiologie und Pathogenese:
Durch konstitutionelle Minderwertigkeit der Venen kommt es zur Überdehnung der zirkulären elastischen Fasern und dadurch zur Venenklappeninsuffizienz und infolge Überdehnung der Längsfasern zur Venenschlängelung. Ererbte Mesenchymschwäche, endokrine Störungen, aber auch Varicenbildung nach Thrombose der tiefen Venen, Stauung während der Gravidität, toxische Schäden und statische Faktoren werden angeschuldigt.

Klinisches Bild:
Meistens Frauen von 30 bis 50 Jahren. Einzugsgebiet der V. saphena magna vorwiegend betroffen. Sichtbare Erweiterung und Schlängelung der Venen. Venenkonvolutbildungen. Braune Pigmentflecke, Schweregefühl, Ermüdbarkeit, krampfartige Schmerzen, Varicenblutung, Oedemneigung, Ekzemneigung, Hautatrophie, Phlebitis, Ulcus cruris. Trendelenburg-Versuch: Am Liegenden durch senkrechtes Hochhalten des Beines Varicen leerlaufen lassen. Aufstehen unter proximaler Kompression der V. femoralis. Füllen sich die Venen schlagartig bei Aufhören der Kompression, so Klappeninsuffizienz.
Perthes-Versuch zur Kontrolle der Vv. communicantes: Stauung der Varicen am cranialen Oberschenkel. Entleeren sich beim Umhergehen die Varicen, so sind die tiefen Venen intakt. Die oberflächlichen Varicen werden praktisch leergepumpt.

Orthopädischer Röntgenbefund:
Venographie vor der Operation obligatorisch.

Differentialdiagnose:
Artefakte. Ekthyma. Frostbeule. Lues III. Tumoren.

Behandlung:
Kompressionsverbände kombiniert mit Übungen. In leichten Fällen Salben, Roßkastanienextrakte, Airblockverödungen am

horizontal gehaltenen Bein mit anschließendem elastischen Verband bis zur Leistenbeuge beim Gehen bei intakten tiefen Venen. Operation nach Babcock, wenn der Abfluß durch die tiefen Venen gewährleistet ist.

Vasculitis Ruiter
(Ruiter'sche Erkrankung)

Ätiologie und Pathogenese:
Allergisch-toxische Reaktion an den Arteriolen.

Klinisches Bild:
Lokale krampfartige Schmerzen.

Behandlung:
Symptomatisch.

Volkmann'sche Kontraktur
(Ischaemische Kontraktur)

Ätiologie und Pathogenese:
Posttraumatische kombinierte Nerv-Muskelschädigung. Ischaemische Nekrose z. B. nach Ellenbogengelenksbrüchen oder -luxationen und Unterarmbrüchen. Subfasciale Raumenge führt zur Unterbrechung der arteriellen oder venösen Wege. Haematom. Schnürende Verbände. Fragmentanspießung. Thermische Schäden. Vegetative Dysregulation.

Klinisches Bild:
Beuge- und Pronationskontraktur der Hand mit Überstreckung der Fingergrundgelenke und Beugestellung der Mittel- und Endgelenke. Radialispulsveränderungen. Lokale Schmerzen. Erkrankung auch am Fuß möglich.

Orthopädischer Röntgenbefund:
Im fortgeschrittenen Stadium Knochenatrophie und fixierte Fehlstellungen.

Differentialdiagnose:
Spastische Hemiparese. Ulnarislähmung.

Behandlung:
Prophylaktisch exakte Fragmenteinrichtung, wenn nicht konservativ möglich, dann operativ durch stabile Osteosynthese. Kontrolle des Radialispulses, des Venenabflusses und der Sensibilität. Bei Ausfällen in diesem Bereich sofortige Gipsverbandentfernung. Im ausgeprägten Stadium Fascieneröffnung und Verkürzungsosteotomie des Unterarmes oder Ursprungsverlagerung der kontrakten Muskeln.

Windmühlenflügelstellung der Finger
(Angeborene Windmühlenflügelstellung der Finger)

Ätiologie und Pathogenese:
Erbleiden.

Klinisches Bild:
Vorwiegend beim männlichen Geschlecht vorhandene angeborene Beugekontraktur und ulnare Deviation der Finger. Häufig Begleitmißbildungen an den unteren Extremitäten.

Differentialdiagnose:
Polyarthritis rheumatica.

Behandlung:
Operative Korrektur.

X-Beine
(Genu valgum, X-Knie)

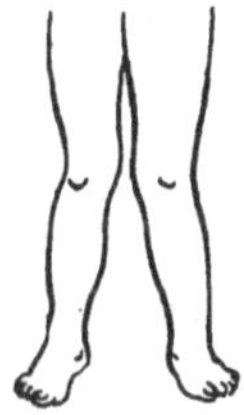

Abb. 97: X-Knie

Physiologisch mit 2 bis 3 Jahren bis zum 9. oder 10. Lebensjahr. Astheniker neigen zum X-Bein, Pykniker zum O-Bein.

Pathologisch bei Morbus Fröhlich, Marfan-Syndrom, posttraumatisch, bei Paresen der unteren Extremitäten, enchondralen Dysostosen, bei Beinlängendifferenz, bei Adduktionskontraktur des Hüftgelenkes, Tumoren oder Entzündungen in Epiphysennähe der Kniegelenke, Muskelgleichgewichtsstörungen, bei Gefäßprozessen in Kniegelenknähe.

Klinisches Bild:
Über das physiologische Maß hinausgehende auffällige X-Stellung der Kniegelenke. Untersuchung im Stehen und Sitzen. Messung des Innenknöchelabstandes bei gestreckten Kniegelenken mit leichter Berührung der Knieinnenseiten. Dabei Beachtung der Unterschenkellänge.

Orthopädischer Röntgenbefund:
Schrägstellung des Kniegelenkspaltes. Vergrößerung des inneren Femurcondylus.

Behandlung:
Richtet sich nach der Ursache.
Übungsbehandlung. Randeinlagen mit Supinationskeil, da meistens auch Knicksenkspreizfüße bestehen.

Umstellungsosteotomie nur in hochgradigen Fällen nach dem 6. Lebensjahr und immer mit zusätzlicher Fibuladurchtrennung und Teilresektion.

Zwergwuchs (disproportionierter)

1. Chondrodystrophie (Achondroplasie).
2. Pfaundler-Hurler.
3. Morquio.
4. Osteogenesis imperfecta.
5. Dysostosis cleido-cranialis.
6. Kretinismus.
7. Rachitis (Spätrachitis, Renale Rachitis).

Zwergwuchs (proportionierter)

1. Rassisch bedingte Zwergwuchsformen (Größe 100—150 cm, z. B. Pygmäen, Lappländer).
2. Primordiale Zwerge
   (Erbleiden, rezessiv und dominant, Minusvariante, Skelettentwicklung normal).
3. Infantilistischer Zwergwuchs
   (Liliputaner, rezessives Erbleiden, Wachstumshemmung mit 2—5 Jahren beginnend, Knorpelfugen verknöchern nicht, Geschlechtsorgane bleiben infantil, Gesichtszüge kindlich, Nasennebenhöhlen mangehaft ausgebildet).
4. Dyscerebraler Zwerg
   (Folge einer Hirnschädigung).
5. Mongoloider Zwerg
   (Chromosomenvermehrung auf 47, Auftreten gehäuft in Verwandtenehen, Knochenkerne treten verspätet auf, Brachycephalie, Mikrodentie, Unterkieferverkleinerung, Hypogenitalismus, Herzfehler).
   Orthopädischer Röntgenbefund: Im Bereich des Handskelettes spitz ausgezogene Metaphysen und Mißbildung der Mittelphalanx des 5. Fingers.

6. Hypothalamo-hypophysärer Minderwuchs.
7. Turner-Ullrich-Syndrom.
8. Familiärer Minderwuchs.
9. Hypocalorischer Minderwuchs.

Walter de Gruyter
Berlin · New York

Medizin

in der Sammlung Göschen

G. Martius — **Geburtshilfe in Stichworten**
Unt. Mitarb. von U. Magnus. 447 S. 1972.
DM 14,80 ISBN 3 11 004270 3 (Bd. 7003)

U. Wolff — **Schwangerschaftsabbruch aus medizinischer Sicht**
Legal oder illegal
248 S. Mit 40 Tab., 19 Graphiken, 2 Abb.
1973. DM 16,80 ISBN 3 11 004288 6 (Bd. 8001)

H. G. Lemtis, R. Seger — **Das Rückenlage-Schocksyndrom**
(Supine Hypotensive Syndrome)
86 S. Mit 7 Abb. u. 3 Tab. 1973. DM 14,80
ISBN 3 11 004534 6 (Bd. 7004)

W. Maßhoff, H. Schneider — **Der Zeitpunkt des biologischen Todes**
Etwa 160 S. In Vorbereitung.

Preisänderungen vorbehalten.

Walter de Gruyter Berlin · New York

Lehrbücher

A. Waldeyer

Anatomie des Menschen
Für Studierende und Ärzte dargestellt nach systematischen, topographischen und praktischen Gesichtspunkten.
2 Teile. Gr.-Okt. Geb.
I: Allgemeine Anatomie · Rücken · Bauch · Becken · Bein
11., unveränd. Aufl. Fortgef. von A. Mayet. Mit 336, meist farb. Abb. XX, 454 S. 1974. DM 60,–
ISBN 3 11 004839 6
II: Kopf und Hals · Auge · Ohr · Gehirn · Arm · Brust
11., unveränd. Aufl. Unt. Mitw. von M. Waldeyer. Mit 447, z. T. farb. Abb. XVI, 603 S. 1974.
DM 68,– ISBN 3 11 004841 8

Erich Thulcke

Lehrbuch für Masseure
3., völl. neubearb. Aufl. Gr.-Okt. XVI, 517 S. Mit 133, meist farb. Abb. für den anatomischen Teil und 24 Taf. mit Trickzeichng. für den praktischen Teil. 1967. Geb. DM 48,–
ISBN 3 11 000601 4

Werner Schlungbaum

Medizinische Strahlenkunde
Eine Einführung in die physikalischen, technischen und biologischen Grundlagen der medizinischen Strahlenanwendung für Mediziner und medizinisch-technische Assistentinnen.
Gr.-Okt. 5., neubearb. Aufl. Mit 203 Abb. u. 1 Farbtaf. XXIV, 400 S. 1973. Geb. DM 46,–
ISBN 3 11 004093 X

Preisänderungen vorbehalten.

Walter de Gruyter Berlin · New York

Lehrbücher

W. Pschyrembel **Praktische Gynäkologie**
Für Studierende und Ärzte
4., überarb. u. erw. Aufl. Okt. Mit 503, teils mehrfarb. Abb. XXIV, 642 S. 1968. Geb. DM 62,– ISBN 3 11 000806 8

W. Pschyrembel **Praktische Geburtshilfe**
und geburtshilfliche Operationen
14. Aufl. unt. Mitarb. von J. Bretscher u. D. Hofmann. Mit 612 Abb. Okt. XXVIII, 899 S. 1973. Geb. DM 68,– ISBN 3 11 001683 4

Pschyrembel-Dudenhausen **Grundriß der Perinatalmedizin**
Okt. IV, 336 S. Etwa 300 Begriffe u. Stichworte. Mit 140 Abb. u. Tab. 1972. Pl. fl. DM 38,– ISBN 3 11 003694 0

A. Langelüddeke **Gerichtliche Psychiatrie**
3., vollst. neubearb. Aufl. Gr.-Okt. VIII, 416 S. Mit 3 Tab. 1971. Geb. DM 74,–. ISBN 3 11 006408 1. (de Gruyter Lehrbuch)

Preisänderungen vorbehalten.

Walter de Gruyter
Berlin · New York

Lehrbücher

H. Gasteiger

Augenheilkunde

Leitfaden für Studium und Praxis
3., neubearb. Auf. Gr.-Okt. Mit 288, z. gr. Teil mehrfarb. Abb. XVI, 307 S. 1970. Geb. DM 44,–
ISBN 3 11 006376 X. (de Gruyter Lehrbuch)

G. Eigler

Ohren-, Nasen-, Rachen- und Kehlkopfkrankheiten

Begr. von A. Knick
35.–36., neubearb. u. erg. Aufl. Gr.-Okt. Mit 164, teilw. mehrfarb. Abb. XVI, 261 S. 1966. Geb. DM 28,– ISBN 3 11 000604 9

Günther-Hymmen

Unfallbegutachtung

6., neubearb. u. erw. Aufl. Begr. von P. Rostock. Mit 21 Abb. u. einem Anhang mit 183 Abb. XII, 158 S. 1972. Pl. fl. DM 42,–
ISBN 3 11 003518 9

W. Ehalt

Unfallpraxis

Mit einem Geleitw. von L. Böhler u. Beiträgen von E. Purtscher u. E. H. Majer.
5., völl. neubearb. Aufl. Mit 306 Abb. Gr.-Okt. XX, 232 S. 1972. Pl. fl. DM 42,–
ISBN 3 11 003525 1

Preisänderungen vorbehalten.

W DE G

Walter de Gruyter
Berlin · New York

W. Pschyrembel **Klinisches Wörterbuch**

mit klinischen Syndromen
Gegründet von Otto Dornblüth

251., durchges. u. verb. Aufl. Okt. XVI, 1348 S.
Mit 2274 Abb. im Text. 1972. Geb. 36,–
ISBN 3 11 003657 6

Dieses altbewährte klinische Nachschlagewerk entstand unter Mitarbeit einer Gruppe erfahrener Fachärzte und gibt in gedrängter, aber erschöpfender Form Auskunft über Etymologie – Diagnostik – Differentialdiagnose und Prognose aller wichtigen Krankheitszustände und informiert über die neueste Entwicklung der gesamten Medizin und ihre Grenzgebiete sowie über die klinischen Untersuchungs- und Arbeitsmethoden, besonders was deren praktischen Aussagewert angeht.

Der Inhalt des Buches umfaßt alle klinischen Fächer, daneben aber auch die sogenannten theoretischen Fächer Pharmakologie – Mikrobiologie – Endokrinologie – Klinische Chemie – Enzymologie und Humangenetik, sowie die Klinischen Syndrome und Eponyme (Stichwörter mit Autorennamen).

FSC
www.fsc.org
MIX
Papier | Fördert gute Waldnutzung
FSC® C083411

Kolibri 360 GmbH
Ferdinand-Jühlke-Straße 7
99095 Erfurt, Deutschland
produktsicherheit@kolibri360.de